序章

はじめに——R

年をとったら、だれもがぶつかる終末期医療の問題。医療が発達したばかりに、自分で人生の終わり方を考えなくてはならなくなりました。だれでも最期は「ありがとう、さようなら」の一言を家族に言って、安らかに死んでいきたいと思っているのではないでしょうか。しかし、現代の医療ではそれがかないません。何もわからず、しゃべることもできないのに、寝たきりで、オムツをして、管から栄養を入れて、何年も生き続けます。痰《たん》の吸引は苦しいものです。手足が縛られることもあります。人生の最期にそんな姿になるなんて、だれが望んだでしょう？　事実、高齢者医療の現場で働く者は、だれ一人として自分にそのような最期を望みません。

せっかく平和でいい時代に生きたのだから、最期もよいものにしたいと思います。「終わりよければすべてよし」という諺《ことわざ》があるように、終わりは大切です。満足して人生を終えるためには、終末期医療のあり方を考える必要があります。

確かに、今日のように、延命措置で何年間も生き続けたり、濃厚医療で苦しんで死んだりする責任は医療側にもあります。しかし、国民一人ひとりが、自分はどのように生きて、どのように死を迎えたいのかを考えないことには、この問題は解決しません。

私たちは読売新聞の医療サイト、yomiDr.／ヨミドクターに「今こそ考えよう 高齢者の終末期医療」というブログを持ち、２０１２年６月から９月にかけ12回連載しました。幸い反響が大きく、多くの方からたくさんのコメントをいただきました。これを多くの人に紹介することで、高齢者の延命問題がもっと早く解決するのではないかと考えたことが、この本をまとめた出発点です。

今も延命措置を受けてベッドの上で苦しんでいる患者さんがいます。明日には延命措置の始まる患者さんがいます。命の問題だからこそ、みんなが真剣に、責任を持って、できるだけ迅速に解決しなくてはならないと思います。満足のいく最期を迎えるために、高齢者の終末期医療のあり方について、一緒に考えていこうではありませんか。

私たちが高齢者の終末期医療にかかわることになった理由――Ⓡ

私たち夫婦はともに内科医で、夫の専門は肺の病気、私の専門は認知症です。

2006年のある日、認知症の専門病院「きのこエスポアール病院」（岡山県）の医師（故・藤沢嘉勝《よしかつ》先生）の講演を聞きました。先生は「スウェーデンの施設では背広を着ている人もいて、認知症になる前と同じように暮らしています。うちの病院もスウェーデンの介護を取り入れてから、患者さんの生活がずいぶんよくなりました」と話されました。どのような取り組みをしているのだろうと見学に行くと、病院の中には古ぼけた家具や調度品が置かれ、自分の家にいるような雰囲気がありました。そして、患者さんの気持ちを尊重して介護しているため、患者さんには笑顔と穏やかさがあり、鎮静薬をほとんど使わないので、覇気がありました。このときから「きのこエスポアール病院」は、私の認知症医療の原点になりました。

私もいつかスウェーデンに行ってみたいと思っていた2007年、「スウェーデンでヨーロッパ呼吸器学会があるけど、一緒に行く?」と夫から言われ、大喜びできのこエスポアール病院に相談しました。すると、アニカ・タークマンさんという女性の老年科医師を紹介してくれました。彼女は1987年にスウェーデンで初めてメモリークリニック（認知症外来）を開いた認知症の大家でした。スウェーデンでは、1980年代から精神科以外の老年科医師や一般医も認知症を診療するようになりました。タークマン先生はちょうど定年退職を迎えたところで、仕事は週3回施設で診療するだけだったので、まる4日間、認知症の専門病院や施設を案内してくれました。夫も学会発表を終えて一緒に見学に参加しました。

タークマン先生はゆっくりとわかりやすい英語で、認知症の医療と介護について教えてくれました。その中で「スウェーデンでは、高齢者が食べなくなっても、点滴や経管栄養を行いません。食べるだけ、飲めるだけですが、安らかに亡くなります。私の父もそうして亡くなりました。亡くなる前日まで話すことができて穏やかな最期でした」と言いました。

日本では高齢者が人生の終わりに食べなくなると、点滴や経管栄養をするのが当たり前でした。点滴もしないことに私が驚くと、「ベッドの上で、点滴で生きている人生なんて、何の意味があるのですか？」と逆に聞かれてしまいました。そして「スウェーデンも昔は高齢者が食べなくなると点滴や経管栄養を行っていましたが、20年かけてしなくなりました」と言っていました。

日本と欧米の医療は同じだと思っていた私は、とても驚きました。そして、2000年ごろすでに、欧米では終末期を迎えた高齢者には点滴や経管栄養を勧めないという論文が出ていたことを知り、二度びっくりです。スウェーデンに行くまでは、どういう状態の人であっても命は可能な限り延ばさなくてはいけないと思っていました。そのため、意識がない寝たきりの高齢者が肺炎を繰り返して月100万円以上の医療費を使い、「意識のない人にこんなにお金を使っていいのだろうか……。本人のためになっていないのでは」と考えながらも、亡くなるまで治療を続けていました。

認知症の勉強に行って、思いがけず日本の高齢者の終末期医療について考えるようになりました。今考えると、タークマン先生は日本に何回も来て日本の終末期医療の実情を知っていたので、「日本も何とかしなさい」と、私たちにスウェーデンの終末期医療について教えてくれたような気がします。

こうして、スウェーデンに行ったことがきっかけになり、高齢者の終末期医療にかかわることになりました。

なお、この本は二人で分担して執筆し、私礼子《れいこ》が担当したページにはⓇが、夫の顕二《けんじ》が担当したページにはⓀがつけてあります。

また、✉は、ブログの読者のコメントです。

増補版刊行にあたって——Ⓡ

２０１５年に本書を上梓してから5年が経ちました。その間に、講演会、マスメディア、書籍等を通して、多くの方が高齢者の終末期医療に関心を持ってくださるようになり、高齢者が介護施設で看取られることは、今や珍しいことではなくなりました。さらに、点滴や経管栄養を行わない自然な死も受け入れられるようになりました。介護施設の医療者からは、病院での死に比べ、延命しない自然な死は穏やかで、ご遺体が美しいと言われます。5年前とは隔世の感があり、介護施設の高齢者の死は確実に変わってきています。

しかしその一方、慢性期医療を提供する病院での高齢者の終末期医療は変わっていません。相変わらず本人の立場に立つことなく、医療者と家族は延命医療を続けています。

この問題を解決するためには、リビング・ウィル等で終末期医療に対する自分の意思を明確にするしかありません。厚生労働省もアドバンス・ケア・プランニング（ＡＣＰ＝人生会議）という方法で、本人の意思を終末期医療に反映させようとしています。人生最後の医療は他人が決めるのではなく、それらを上手に使い、自分で決めるべきです。

なお、増補分として新たに執筆したのは第7章です（その他は元本どおり）。

欧米に寝たきり老人はいない　増補版

コロナ時代の高齢者終末期医療

目次

序章

第1章――終末期医療の現場から 17

第2章 硬直化する終末期医療 41

第3章 安らかな死を妨げるさまざまな要因 65

第4章 「穏やかに死を迎える医療」が望まれている

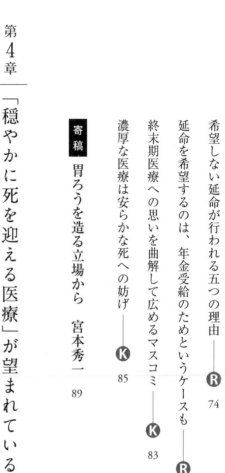

第5章 欧米に寝たきり老人はいない

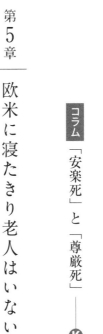

第7章 withコロナの時代に〔増補〕

装幀／ネオ・ドゥー
編集協力／オフィス朔

欧米に寝たきり老人はいない　増補版

コロナ時代の高齢者終末期医療

第1章

終末期医療の現場から

職員も受けたくないと言う「苦しみの多い終末期医療」——Ⓡ

スウェーデンに行った2007年当時のわが国では、自力で食べられなくなった高齢者に点滴や経管栄養を行うのは当たり前のことでした。私も、現代の医療とはそういうものだと思っていました。2000年ごろからは胃ろうが普及してきたので、これで患者さんは鼻から管を入れられる苦しみから解放されると喜んだものでした。点滴や経管栄養をしないで死んでいくことは考えもしませんでした。

しかし、よく考えてみると、私の子供の頃は、食べなくなった高齢者はリンゴの搾り汁を少し口に含む程度で、家で亡くなっていました。それでも、のどが渇いて苦しんだとは聞いたことがありません。昔の日本の終末期医療は今のスウェーデンと同じだったことを、あらためて認識しました。

点滴も経管栄養も行わないスウェーデンから戻って、当時勤めていた病院の病棟を見回すと、寝たきりの老人ばかりでした。話ができる患者さんはわずかしかいません。外国の医師が日本の高齢者病棟を見たとき、「日本には物言わぬ寝たきり老人がたくさんいる」とびっくりしたそうです。

ある高齢者の病棟では、７割の患者さんに経管栄養や中心静脈栄養（太い血管に濃い栄養を流す方法）が行われていました。その半数の患者さんは、痰が詰まらないように気管切開され、そこにチューブが入っていました。看護師が数時間置きに気管チューブから痰の吸引を行いますが、そのとき、患者さんはとても苦しがります。私も２週間ごとに気管チューブの交換を行いましたが、そのときは意識がない患者さんでも体を震わせて苦しみました。まるで自分が拷問をしているように感じました。何もいいことがなく、苦しみしかない患者さんを見ていると、人生の最期をこのように過ごすことは望んでいなかっただろうな、と申し訳なく思いました。

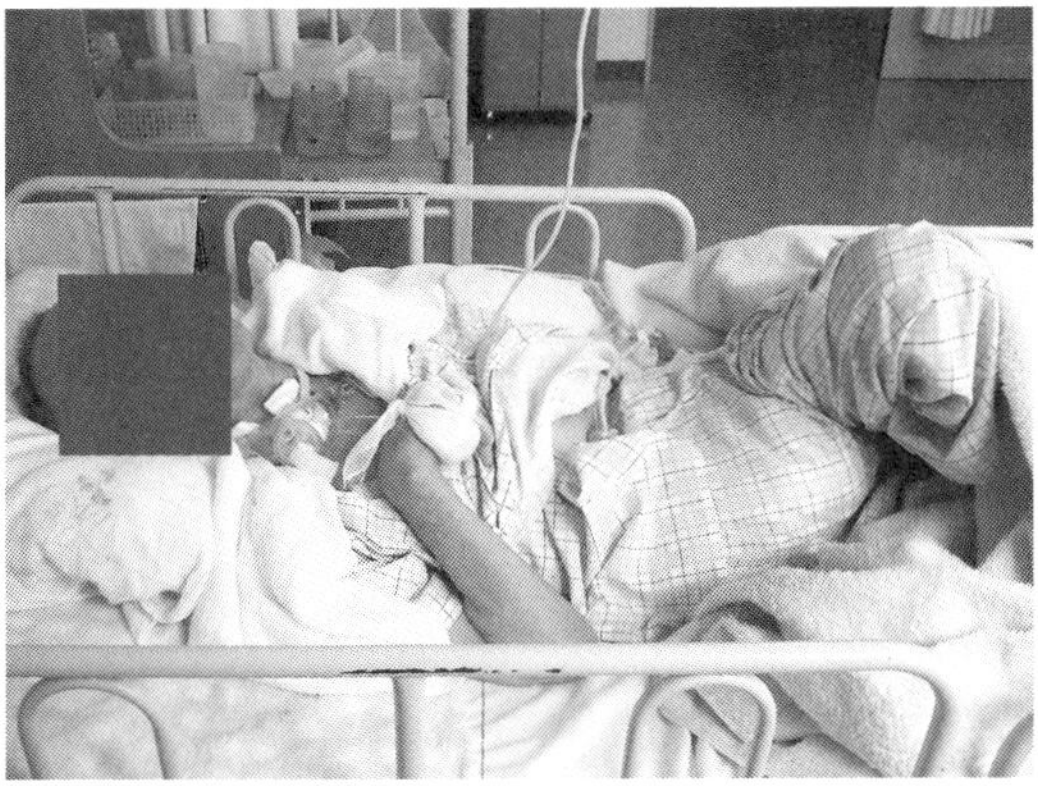
日本の高齢者病棟　胃ろうと気管切開を受けている患者。手と足の関節が拘縮している

「頼むから、もう放っといてくれ！」

以前に勤務していた病院での話です。ある施設に入所中の86歳の男性が肺炎を起こして入院してきました。点滴を抜いてしまうため、両手を太いひもでベッド柵に縛られました。すると、今度は起き上がろうとするため、胴体も抑制帯で縛られました。抑制帯には鍵がついています。患者さんは寝返りも打てません。

私が隣のベッドの患者さんの診察に行くと、この患者さんは「頼むから、もう放っといてくれ！」と悲痛な声で叫びました。そして、数週間後に亡くなりました。主治医ではなかった私には、治療と身体拘束を中止することはできませんでしたが、つらい思いの中で亡くなっていった患者さんに対して今でも申し訳なく思っています。

タークマン先生は、「スウェーデンでは患者さんの体を縛ってまで医療は行わない」と言っていました。それまでの私は、患者さんは点滴などの管をしばしば抜いてしまうため、縛ることなしに医療は行えないものだと思っていました。しかし今は、「一部の治る病気を除き、医療は体を縛ってまで行うものではない」と思うようになりました。縛られるのはとてもつらいことです。縛るぐらいなら、治療しないほうがよいと思います。

今の日本では、助かる見込みがなくても治療のために人工呼吸器がつけられることがあります。気管に入っている管を抜かないように両手が縛られ、声も出せません。つらいためまぶたをパチパチさせています。ある看護師は「このようなことは許されるのか。医療が高齢者を食い物にしている」と怒っていました。

終末期は全身状態が悪いため、ほとんどの人に床ずれ（褥瘡《じょくそう》）ができ、どんどん悪化していきます。高齢者病棟で働く職員の多くは、自分は将来このような医療を受けたくないと言います。そして、年をとるのが恐ろしいと言った看護師もいました。安心して年がとれる医療でなくてはいけないと思います。

人工的な延命はお節介

「人は最期まで人として生き、人として死にたいのでは？」と思っております。認知症になり、美味しいものも美味しく食べられなくなり、ましてや下の世話まで人の手を借りて生かされているのでは、本人も周囲もつらいばかりなのではないでしょうか。

ここカリフォルニアでは、余命いくばくもないご老人は、治療を目的とする病院からホスピスに移され、家族と共に安らかな最期を迎えるような計らいが進んでおります。合理的で且《か》つ人間性に満ちた温かさを感じる医療だと思います。（中略）

生命維持装置で生かすのが博愛主義や人道主義だとの勘違いは即改めて、個人の人間性を守るために、完治する見込みのない高齢者の死ぬ権利を認めるべきだと思います。ほとんどの親は子供や孫に負担をかけずに静かに天寿をまっとうすることを望んでいるはずです。人工的

――に延命するのは許せないお節介だと思います。

［加木久毛子］

医療現場からの手紙……無理な延命は〝メシのたね〟？――Ⓡ

ある日、札幌市内の病院に勤務する方から、私のところへ手紙が届きました。

〝私はこの病院に勤めて5年になります。「胃ろう」のことでお手紙を差し上げました。

人間としての機能はまったくなく、植物のようなご老人のご家族に、「胃ろう」について説明しても理解できずにいます。そのようなとき、先生は「胃ろうにしたら食べられるようになる患者がいる」と必ず説明します。するとご家族は喜んで「先生、お願いします」と言います。そして次々と「胃ろう」が造られ続けています。「胃ろう」にして食べられるようになった患者さんは、この5年間で一人もいません。明るい話は皆無で、医療費の支払いのために夜の勤めに変わったご家族もいます。これが適切な医療でしょうか。人としての尊厳、そして人として自然に死ねるような環境をつくることも、私共の仕事と思います。無理な延命は「メシのたね」と揶揄《やゆ》されています。どうかご一考をお願いいたします。

今年こそと思い筆を取りました。友人も皆同じ思いです〟

また、知り合いの医師から次のようなメールをもらいました。

〝こんばんは。今日は当直です。胃ろう、点滴、モニター、尿道カテーテル、抑制帯等につながれて、回復の見込みがなく一人ぼっちでベッドに横になっている老人の姿を見ていると切ない気持ちになります。当直室は広くて閑散としているので、よけい空しくなります。私は、影響力がないので、とりあえず、自分の患者さんだけには、惨めな、つらい思いをさせないよう心掛けています。終末期医療の治療方針の決定には、法律、マニュアル等の制定、生前の意思表示等も必要ですが、われわれ医師、家族が、その人らしく、人間らしく、人生を完結させてあげるよう導く道を見つけ出すことが大事だと思います〟

医療現場で「延命措置」について話されることはない

病院職員の中にはこの方たちと同じような意見を持っている人がたくさんいると思います。しかし、これでよいのだろうかと現場から声が上がることはほとんどありません。また、医師に関しては、最近やっと一部の医学会で高齢者の終末期医療の問題が取り上げられるようになりましたが、大半の医師は積極的にかかわろうとしません。むしろ、医師が解決を妨げているという声すらあります。これでは、医師は国民から信頼されなくなります。解決の鍵を握る医師が、高齢者の終末期医療のあり方を変えていかなくてはなりません。

私たちは、２０１２年に「高齢者の終末期医療を考える会」を立ち上げました。高齢者の最期があまりにも悲惨だからです。安らかに亡くなっていくにはどうしたらよいかを考えるために、医療・介護関係者のための講演会と市民公開講座をそれぞれ年1回、開催しています。

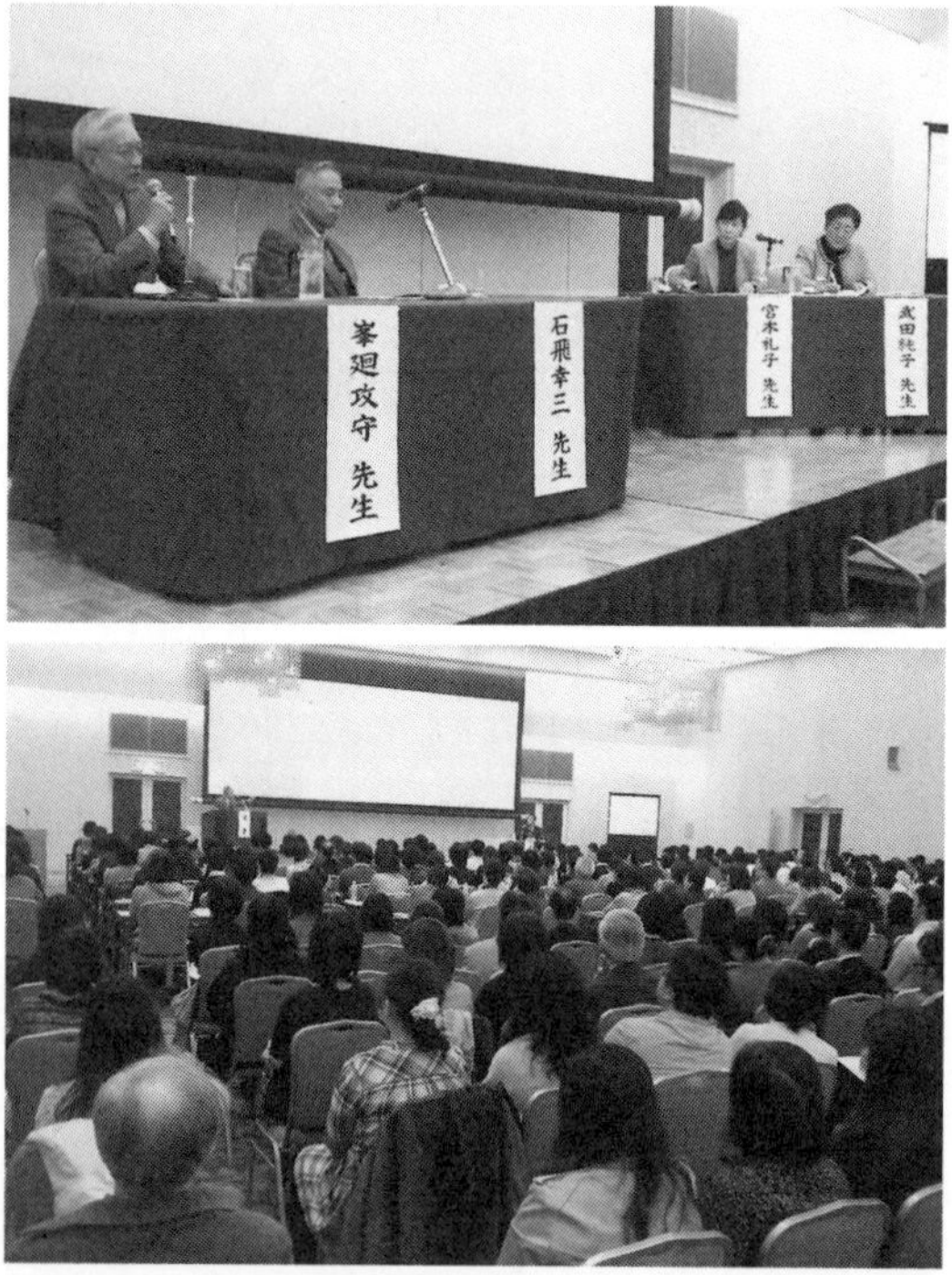

高齢者の終末期医療を考える会

今までに開催した講演会には毎回４００人近くの方に参加をいただき、これまでに5回、のべ1800人が参加しています。高齢者の終末期医療の問題は切実で、医療・介護現場の苦悩や市民の迷いなどがひしひしと伝わってきます。職場ではなかなか声を上げられないサイレント・マジョリティの皆さん、高齢者の終末期医療の問題に一緒に取り組みましょう。

どちらが良いのでしょう?

老人保健施設で働いています。当施設にも胃ろうを造設している方や、これ以上の医療行為は望まず看取りを希望する方がいます。老いを迎えるということは、あらゆる機能が低下していくことであり、それを制止することはできないことだと思います。

今の状態を少しでも留めたい、進行を遅らせたいと考えるのは家族としては当然なのかと思いつつも、飲み込みも悪くなり、食べることに対して意欲が低下しているこのお年寄りたちに、どこまで頑張れと言うのかと思う日々です。(後略)

[茶トラ]

宇宙飛行士と寝たきり老人〜寝たきりは拷問――Ⓚ

宇宙飛行士は宇宙ステーション内で毎日運動しています。無重力状態で長期間生活すると、手足の筋肉が細くなり、骨がもろくなるからです。しかし、それだけ意識して運動していても、宇宙から帰還した飛行士は、地上に降り立ったとき、両脇を支えられないと歩けません。彼らのようにとびっきり健康な人でもそうなのです。

寝たきり状態は、宇宙ステーションの中で生活するのと同じです。通常、1カ月寝たきりだと筋肉は細くなり、筋力も半分になります。骨の量も半年間で3分の2になってしまいます。これらの変化は若い人よりも高齢者のほうが大きいのです。

寝たきりの期間が長くなるにつれ、関節が曲がって固まり、伸びなくなります。いったん固まった関節を無理に動かそうとすると、強い痛みが走ります。

また、自分では寝返りが打てないので、3時間置きに体の向きを変えないと、皮膚の血流が途絶え、床ずれ（褥瘡）ができます。骨ももろくなります。寝たきりの患者さんの中には、衣類を交換しようとしただけで腕の骨が折れた方がいました。また、痰がたまっても自分で出すことができないため、窒息を避けるために気管にチューブを入れて痰を吸引します。これは、意識がない人でも、ものすごく苦しそうにします。拷問です。

さらに、点滴や経管栄養の管を抜かないように、体が縛られることもあります。手を縛られていた患者さんは「どうして縛るの、一体私がどんな悪いことをしたっていうの！」と、涙ながらに訴えていました。くの字に曲がった小さい体、その胴体や手足が柔道の帯のような太いひもでベッド柵に縛られている患者さんもいます。残酷です。

日本には、経管栄養や点滴を受けながら、このような状態で生きている高齢者がなんと多いことでしょう。縛られて死んでいくのはとても不幸なことです。体を縛ってまで行わなくてはいけない医療とは何なのでしょうか。人生の終末がこれでよいわけがありません。

寝たきり高齢者とは……？

自ら看護師としても働き、看護教員として多くの施設に学生を連れていく立場からの感想です。人の尊厳が問われるこの時代となっても、マンパワー不足を理由に効率よく業務をこなすことを優先する医療・介護施設がいまだに多く存在します。

胃ろうや点滴などのチューブ類を抜かれないように手足を拘束したり、車いすから立ち上がって転ばないように車いすに縛りつけたり……。高齢者の体は、刺激を受けずに動かさないでいれば、すぐに萎えていってしまいます。心も同じです。拘束してほったらかしておけば、いとも簡単に高齢者は寝たきりになり、その人の生きる力さえ奪われてしまいます。寝たきりの高齢者は寝たきりに〝なっている〟ではなく、寝たきりに〝させられている〟のだと思います。

（後略）

［つきはな］

救急救命センターは高齢者でいっぱいのなぞ――Ⓚ

65歳以上の高齢者が占める割合が、7％超を「高齢化社会」、14％超を「高齢社会」、21％超を「超高齢社会」といいます。日本はすでに超高齢社会になりました。それに伴い、年々死亡する人が増えています。そのため、火葬場不足も深刻な問題になっています。死後48時間以内に火葬することが法律で定められていますが、首都圏では火葬は順番待ちで、死後1週間も待たされることがあるそうです。

救命救急センターへ搬送される高齢者の数も増加しています。90歳以上、中には100歳を超える患者が運ばれてきます。進行した認知症患者もたくさんいます。もちろん、救命されて元のように元気になる患者もいますが、多くは回復不可能な患者ばかりです。

東京都立墨東病院の濱邉祐一《はまべゆういち》先生は、読売新聞の記事の中で「80歳を超えて、老衰の末に寿命を全うしようとしている高齢者が救急車で運ばれて来ることが増えてきた。こういう方たちは、自然の流れに従い、静かに看取られるのが最善ではないかと、私は思う。しかし、救命の看板を掲げる病院に来れば、いきおい人工呼吸器をつけるなどの濃厚な医療を施される。医師も処置を怠ったと訴えられるのは避けたいからだ。そうやって多少の延命ができたとしても、衰弱した体に管をつながれて過ごす最期は、本人にとって満足のいくものなのか。こういった現状は限られた医療資源の有効活用という観点からも問題だ。救急病院が看取りの場になったら、いくら数があっても本来の機能を果たすことはできない」と、切実に問題提起をされています。

また、中村仁一《じんいち》先生は著書『大往生したけりゃ医療とかかわるな ―「自然死」のすすめ―』の中で、大往生したかったら救急車を呼ぶな、と言われています。そのとおりです。本人は必ず死にます。だれもがわかっています。しかし、自分の親の死に際に直面すると、本人の意思に関係なく、家族は延命措置を強く希望します。本人が延命措置はしないでくださいと書き残していても、思うようにならないことがあります。

この問題の一番の解決策は、終末期を迎えた高齢者には濃厚医療を行わないということが、社会の常識になることです。その時期は明らかに近づいてきています。この問題について、こんなコメントが寄せられました。

どこで、だれが？

老人が「調子が悪い」として救急車で運び込まれるのは、ほとんどが救急医療体制を備えた急性期病院です。残念ながら回復の見込みがないと判明した場合、担当の医療従事者と病院にとっては、胃ろうの選択については実はどちらでもいい問題です。むしろ、そこから先、自然な死を迎える場があるかどうかの問題です。

現在の医療行政では、急性期病院で自然死を迎えるまで（最長数カ月間でしょうか）患者さんを入院保護できる余裕はありません。ベッド数および医療報酬制度の問題があるからです。新規の救急患者の受け入れや、必要な手術や医療設備の維持が難しくなるといってもいいかもしれませんが、これは長期入院の抑制による医療費抑制政策そのものです。すると長期療養のための施設に転院ということになるのですが、そのような施設では、転院の条件として病状とケアが安定していることを求められ、その結果、胃ろうを造るよう要求されます。そして、多くの場合順番待ちとなりますが、ベッドが空いたときに「安定した」患者さんが優先されます。

（後略）　［無名氏］

今まさに！

主人の母（82歳）が医療法人の老人ホームに入所して1カ月で肺炎を起こし救急搬送、危篤を乗り越え3週間ぶりにホームに戻りました。しかし、翌日からまた高熱が出て、意識はあり受け答えもできますが、食事となると一切口を開けずに頑《かたく》なに閉じたままです。

一応点滴はしていますが、病院ではないので十分とはいえず、「この先どうしますか？　延命なら再度入院すればそれなりに、静かに看取りたいならば、ここでできる範囲のことで……」とお話がありました。急ぎ直系で話し合い、口を開かないというのは本人も延命を望んでいないのではないか、5年間で次々と襲う病気（肺がん、脳腫瘍、パーキンソン病）との闘病生活もあり、本人も家族も頑張ったのでこれ以上は自然にまかせようとなりました。

動物は死期が近づくと群れから外れひっそりと最期を迎えるといいます。人間も動物ですからそういう感じがあるのでしょうか。私たち夫婦もこのような状態になったときの意思表示は前もってしっかりしておきたいと考えさせられました。（後略）

［リリーズママ］

これでいいの？　本人や家族の意思が無視される日本の現状——Ⓚ

終末期の医療を自分で決められない現実があります。千葉県鴨川市・亀田総合病院に入院中の筋萎縮性側索硬化症《きんいしゅくせいそくさくこうかしょう》（ＡＬＳ）の男性患者（68歳）が「意思疎通ができなくなったら人工呼吸器を外してほしい」との要望書を病院へ提出しました。病院の倫理委員会は患者の要望を尊重するように提言しましたが、院長の判断で受け入れられませんでした。その最大の理由は、現行法では人工呼吸器を外せば殺人容疑で逮捕される恐れがあるからです。このことは全国紙で報じられ、翌年のＮＨＫ『クローズアップ現代』で「〝私の人工呼吸器を外してください〟～「生と死」をめぐる議論～」というタイトルで放送され、大きな社会問題となりました。

人工呼吸器を外すという決定は、ＡＬＳ患者への差別や圧力になると反対する人もいます。人工呼吸器を外して、仮に逮捕され、裁判で無罪になっても、判決が出るまでの間、何年もその裁判にかかわる精神的苦痛と経済的損失を考えると、だれでも、最初の判例になりたくありません。厚生労働省は２００７年5月に「終末期医療の決定プロセスに関するガイドライン」を発表しましたが、そのガイドラインに沿った決定であっても、裁判を恐れるあまり、患者とその家族の意思を尊重できない現実があります。

亀田総合病院の患者は自らの名前を公表して社会に大きな問題を提起しました。このように、意識が清明な患者とその家族の意思であっても、認められないのがわが国の現状です。法律は、本来、社会通念の下にあるはずです。患者とその家族の意思を尊重するのが当たり前の社会になれば、このような裁判云々という話はなくなると思います。事実、アメリカでは終末期には人工呼吸器を外すのが当たり前で、そうしないと逆に訴えられます。

終末医療

私は、ALSを発症して3年近くになる62歳の男性です。（中略）この病気は進行性のため、いずれ食事も呼吸もできなくなる恐れがあります。覚悟はしているつもりです。

主治医に、「人間、自力で息ができなくなったり、食べられなくなったら終わりや。胃ろうや人工呼吸器はしないし、使わない」と、宣言しています。ただ、息苦しいとかは想像でしかないから、苦しくなったら、たとえそれで死期が早まったとしても麻薬でも何でも使って楽にしてほしいと、言いました。どの時点で入院させてくれるのか、定かではありませんが……。

［ヒデパパ］

死ぬ権利ではなく、「生死選択の自由・権利」

救急救命士はその資格を維持するため、年間定められた時間数の病院実習を行います。その実習で経験した患者さんのお話をします。

ICUでの実習で、ALSを発症した50歳の男性と話をしました。実際には声を出すことも不可能であったため、「あいうえお板」を顔の前に持っていき、患者さんの目の動きを見ながらおおよその文字を私が指差し、それが正しければ患者さんは「大きく瞬き」するといったコミュニケーション方法でした。

この患者さんは元警察官で、「病状の進行はかなり早い」とICUスタッフから説明を受けました。この患者さんが私に訴えた言葉は、「人生は大切に生きろ、感謝して生きろ、あなたたちは今幸せだ。私は病気になるまでは大切に生き、感謝して生きてきた。でも今は苦しい、地獄のような苦しみだ。今は死が幸せだ。だけど死ぬこともできない、それが地獄。今を大切に生きろ」。

私は「あいうえお板」を持つことができなくなりました。救急現場で常に経験することですが、五体満足であっても死を選ぶ人が後を絶ちません。よく「生きる義務」と言いますが、自ら命を絶っても当然罪には問われません。「自殺志願者」の中には、「死ぬ権利」を主張するものも多いのです。

著しくＱＯＬ（生活の質）が低下し、現代医療では死を迎えるのを待つだけといった患者さんだけは「死ぬ権利」ではなく「生きなくてもいい権利」、いわゆる「生死選択の権利・自由」を与えるべきであり、必要な法整備を早急に行うべきであると思います。

最後に、この患者さんが、常にＩＣＵスタッフに訴えていたことを書きます。

「〝治療法の開発〟は望んでいない、私が望んでいるのは〝安らかな死〟です」〔救急救命士〕

自然な死が迎えられない医療システム――Ⓡ

日本では、延命措置を行わずに看取りをする病院がきわめて少ないのが現状です。その理由の一つに、診療報酬の問題があります。民間病院も、国・公立病院も経営を考えなくてはならないからです。中心静脈栄養や人工呼吸器装着を行うと診療報酬が高くなります。急性期病院では在院日数が長くなると診療報酬が減るために、胃ろうを造って早期に退院させます。そのため、不要であっても医師は延命措置を行ってしまいます。

特別養護老人ホームなどの介護施設はどうかといえば、ほとんどの施設には常勤の医師がいないので、終末期が近づくと入所者は病院へ搬送されます。そして延命措置が始まります。常勤医師がいる老人保健施設ですら、病院へ搬送することが多いのです。

グループホームや自宅で、延命措置を行わずに看取るためには、自然な看取りを理解して24時間体制で訪問診療をしてくれる医師が必要です。しかし、そのような医師はまだ少ないのです。

望まない延命措置が行われていることに対して、多くの医師は「本当はそのようなことをしたくないが、仕方がない」と言います。それならば、病院や施設や自宅で、延命せずに看取れる医療制度をつくらなくてはなりません。解決の鍵を握っているのは医師なのですから、医師が声を上げなくてはなりません。

自然死

小生も、すでに傘寿、死は自然でありたいと考えます。しかし、何処で？　となるとハタと困惑します。胃ろうも点滴もしないとなると、病院にはいられない。核化した家庭では、だれがどのように介添えするのか？　状況によっては、不審死として警察が介入するようです。制度としての死に際を社会的に設計する必要はありませんか？

［剣］

延命を希望しなかった家族の葛藤――Ⓡ

ある80歳の男性患者はアルツハイマー病の終末期のため、寝たきりで、発語もなく、食べ物を飲み込むこともできません。そのため、看護師の娘さんに高カロリー輸液や経管栄養を希望するかどうか聞いたところ、「父の意思はわからないが、自分は希望しない」とのことでした。末梢静脈からの点滴だけは希望したので、1日500㎖の点滴を行いました。

その後、点滴量が少ないので痰は出ず、寝たままお風呂にも入り、穏やかに経過していました。娘さんはさぞ喜んでいるだろうと思い、声をかけました。すると、急に泣き出し、「私は延命しないことを望んだが、自分の勧める病院の家族は、自分とは違う選択をしている。これでよかったのだろうか」と言ったのです。私は「延命するとつらい生活が始まるので、このままのほうが楽でよいと思う。しかし、気持ちが変わったのであれば、経管栄養に変更することもできる」と話しました。すると娘さんは、「いいです、このままで。もう大丈夫です」と言いました。

それから少し経ったある日、「もう大丈夫ですか」と聞くと、今度は、「私は父につらい思いをさせたくなくて、延命を断りました。でも私は、自分の親に望まなかったことを患者さんにしています。自分のやっていることがわからなくなり、つらいのです」と言いました。

その患者さんが亡くなる数日前、娘さんはこう言いました。「大丈夫です。もう悩んでいません。私は父とは仲が悪く、顔も見たくないと思っていたのに、不思議と毎日ここに来てしまいます」と。そして、お父上の舌に水を浸したスポンジをポンポンと愛おしそうにのせていました。延命を希望しなかったことで娘さんには葛藤が生じましたが、それを私に話すことで葛藤を克服しました。最後はお父上との関係もよくなりました。

認知症家族会の方が、「私は胃ろうについて相談されると、胃ろうはつけるのも地獄、断るのも地獄とアドバイスします」と話していたことを思い出します。現状では、延命措置を選んでも選ばなくても、家族には葛藤が生じます。家族の葛藤を少なくするためには、終末期の高齢者には経管栄養や中心静脈栄養の適応がないことを医学会がはっきり示すことが必要だと思います。そうすれば、家族の葛藤は少なくなります。そしてやはり、自分の最期はどうしたいのかを判断能力のあるうちに家族に伝えておくことが大事です。

尊厳

生き物は自分で栄養をとれなくなったら死んでしまいます。それが至極当然のことだと思います。それに抗うかのような延命措置には、やはり賛成できません。

私は母を末期がんでなくしました。3カ月は延命措置だけで生かされていたと思います。意思の疎通ができず、チューブで栄養をとりチューブで排泄する母の姿を見るたびに、いつもすまない気持ちでいっぱいでした。おそらく本人も望んでいなかったと思います。母の尊厳を無視している、その罪悪感で常にいっぱいでした。

だれもが望まない延命措置。それなのに家族がそれをしてしまうのは生きている側のエゴだとしか思えないのです。なんて残酷なんだ、命あるのに見捨てるのか、って思う人もいるかもしれません。しかし、それはただ自分の欲求を満たしているだけではないのでしょうか？　私には、それは人間の尊厳を無視している行為だとしか思えないのです。（中略）私はあんなふうに死にたくない。

［MN］

第2章

硬直化する終末期医療

高齢者が食べなくなるのには訳がある――Ⓡ

高齢者はしばしば、食欲がなくなったり、飲み込みが悪くなったりして、食べられなくなります。原因はさまざまで、適切な対応で再び食べるようになることもあれば、何をしても効果がないこともあります。そのため、まず食べなくなった原因を調べることが大切です。

1　食欲が低下する原因

①病気の発症
病気になると食欲が低下しますが、高齢者は特にその傾向が強いといえます。肺炎、心不全、がん、骨折などは高齢者に多い病気です。急に食欲がなくなった場合は、病気の発症を疑います。また、病気が治った場合でも、食欲が戻るのには時間がかかります。

〈退院して食欲が戻った例〉

86歳の女性入院患者さんは、心不全が治ってもまったく食べようとしませんでした。生きようという気力が感じられません。このまま病院にいては、食欲は戻らず、死を待つだけだと思ったので、娘さんに退院を提案しました。娘さんはとても不安そうでしたが、いざ退院してみると予想どおり食欲が出てきました。あれから6年が過ぎましたが、92歳の今も元気です。

自宅や施設に戻ると、気力や食欲が出て、再び食べるようになります。アイスクリーム、ゼリー、果物などの好物から始めると、1～2週間で食欲が戻ります。入院する前に食べていた人は、病気が治ればまた食べるようになります。気長に待つことが大切です。当然ながら病気が回復しない場合は、食欲は戻りません。無理に食べさせようとすると、本人を苦しめます。

急性期病院は入院期間が長くなると診療報酬が減ります。そのため、胃ろうを造って早く退院させようとします。ある病院では看護師が、「おばあちゃん、しっかり食べて！　食べないと胃に穴あきコースだよ」と必死に食べさせていました。

②薬によるもの

抗うつ薬、抗認知症薬、消炎鎮痛薬等で食欲が低下することがあります。薬をやめると食欲が戻ります。

〈薬をやめて食欲が戻った例〉

92歳の認知症患者さんが、ほとんど食べなくなりました。原因を調べてもわかりません。そのため思いきって認知症の薬をやめてみると、3日目から普通に食べるようになりました。長い間飲んでいる薬でも安心できません。

③環境による食欲不振

高齢者（特に認知症患者）は新しい環境に適応することが難しく、転居、入院、入所で食欲がなくなることがあります。入院（入所）をいやがっているときはなおさらで、生きる希望をなくし、食事を拒否することがあります。

〈不本意な入院で食べなくなった例〉

84歳の女性認知症患者さんは、「嫁がお金を盗む」と言って怒るため、家族が困り果て、入院することになりました。家では普通に食べていましたが、入院直後からまったく食べなくなりました。「こんなところに入りたくなかった」と嘆きます。これでは命が危なくなると思い、いったん退院としました。すると、家で再び食べるようになりました。

④老衰

忘れてはならないのが老衰です。だれでも人生の終わりが近づくと、食欲がなくなります。

〈老衰で食べなくなった例〉

97歳の女性入院患者さんが、だんだん食べなくなりました。家族は「老衰だからもう点滴もしなくていいです」と言うため、食べるだけ、飲めるだけにしていました。ある日食事を勧めたところ、本人から「食べると死んでしまう」と言われました。そして、その2日後に安らかに亡くなりました。死が近くなると、人間は食べられなくなるのです。

2　嚥下障害を起こす原因

①病気の発症

脳梗塞、脳出血、神経難病（パーキンソン病・ALSなど）、認知症などは嚥下障害を起こすことがあります。特に、認知症は進行するとむせるようになり、最後はまったく食物を飲み込むことができなくなります。

②薬剤によるもの

抗精神病薬、抗不安薬、睡眠薬などの鎮静系薬剤は、投与量が多いと嚥下障害を起こします。高齢者は入院すると、点滴を抜いたり、大声を出したり、暴れたりすることがあります。特に認知症患者さんに多く見られます。そのため、鎮静系の薬剤が使われますが、効きすぎると飲み込みが悪くなり、誤嚥《ごえん》性肺炎を起こします。嚥下障害を起こさないように薬剤を使用することが理想ですが、そうすると薬が効かないこともあり、さじ加減がなかなか難しいのです。そのため、病気が治ったら速やかに退院することが必要です。

終末期の高齢者に栄養管理は不要――Ⓡ

病気が治る見込みのある患者さんにとって栄養管理はとても大切です。栄養状態が悪いと、病気や手術の回復が遅れるからです。そのため、最近は多くの病院に栄養サポートチーム(Nutrition Support Team：NST)が置かれるようになりました。しかし、人生の終末を迎えようとしている高齢者には、若い人と同じような栄養管理は要りません。

ある80歳の女性患者は、アルツハイマー病が重度のため、まったく話ができず、一人で座ることもできません。そのため、特別な背もたれがついた車いすに座っていますが、それでも体が左右に傾きます。赤ちゃんのように、いつも指しゃぶりをしています。介護者がミキサーにかけゼラチンで固めた食事をスプーンで口に運びますが、食べている途中で疲れて眠ってしまいます。職員は栄養をとらせようとして、眠っている患者を無理やり起こして、全量を食べさせようとします。患者は食べる気がないので食事にむせてしまい、吸引処置を受けることになり、幾度か肺炎を起こしました。

そこで、食事の途中で眠ってしまった場合には、食事介助を中止してもよいとの指示を出したところ、患者はむせることがなくなり肺炎も起こさなくなりました。職員も無理に食べさせて誤嚥させてしまう心配がなくなったので、気持ちがとても楽になったと言います。

人間は、死が近づいてきたら、だんだん食べなくなります。空腹やのどの渇きを訴えることもありません。それが自然の姿だからです。しかし、普段の本人の姿を知らない栄養サポートチームは、「血清アルブミン値が低い（栄養状態が悪いことを意味します）」とか、「体重が減少している」などと指摘します。そして、栄養価の高い食品をとることを勧めますが、食べられるわけがありません。

家族も、「最近食欲がない」「やせてきた」「栄養が足りないのでは」と言い、最後の親孝行とばかり「点滴をすれば元気になるのでは」と言います。しかし、人生の終末を迎えた高齢者に栄養管理は必要ないのです。数値で判断する栄養管理よりも、おいしさを感じてもらうこと、無理やり食べさせないことのほうが大切です。

だれもが医療の「奇跡」を享受できるわけではない――Ⓡ

終末期とは、「病状が不可逆的かつ進行性で、その時代に可能な限りの治療によっても病状の好転や進行の阻止ができなくなり、近い将来の死が不可避となった状態」（日本老年医学会）と定義されています。要するに、「もう助からない状態」のことです。

しかし終末期の医療をテーマに議論をすると必ず、「医師からもう助かりませんと言われましたが、治療したら助かって元気になりました」と言う人がいます。そうなのです。高齢者の場合、今回はもう助からないだろうと思っても、治療すると治ることがあり、終末期の判断は難しいのです。

奇跡は起きます

母親が去年の6月に脳梗塞の最悪のグレード5という状態で入院しました。年齢は86歳。運ばれたときは心肺停止状態で手術もできない状態でした。先生からはこのままゆっくりと心臓が止まって亡くなりますと言われましたが、翌日少し血が引いて手術ができる状態になりました。

「手術をしても意識は回復しませんが、どうしますか?」という医師の質問に、家族としては「意識がなくても体が温かいだけでもいいので生きていてほしい」と伝え、手術をしてもらいました。その後、口にチューブがついて、人工呼吸器や頭に管がたくさんついていました。日にちが経つに連れて目が開いたり、左足が動くようになったりして、2週間後には自発呼吸も始まり2カ月後には胃ろうのチューブが取りつけられて車いすに座れるくらいに回復しました。

その間、毎日、口の中を刺激して衛生的に保つためブラッシングを欠かさずしました。リハビリ病院に転院した後、3カ月ほどで食事の訓練が始まり、退院する頃にはほぼ食事がとれるようになり、歩行訓練も毎日しています。

1年3カ月経ちましたが毎日携帯電話のメールが来ます。表情も豊かで、まだ階段は登れませんが、ほとんどもとに戻りつつあります。母親も看護師だったせいか、無駄な延命治療は要らないと言っていましたが、無駄ではありませんでした。あのままあきらめて何もしなかったら死んでいたと思います。今、元気になったのは、胃ろうや無駄といわれる延命治療のおかげです。

［親は大事です。］

はたして、この方に奇跡が起きたのかどうかはわかりません。家族は、意識がなくても母親が生きていることを希望して手術に踏み切り、幸いメールができるほどに回復しました。しかし、意識が戻らなかった場合は、無駄な延命治療は要らないという母親の意思に背いたことに悩み続けたかもしれません。

医療は不確実なものです。治療の結果はやってみないとわかりません。日本は一人の患者を回復させるために99人の植物状態の患者をつくっています。反対に欧米は99人の植物状態の患者をつくらないために、一人の患者を回復させていない（死なせている）のかもしれません。

どちらがよいかはわかりません。いずれにしても医療は不確実であることを了解したうえで、物言えぬ家族のためにベストと思う治療法を選択してください。また、将来の自分のために、どのような医療を希望するのかを家族に伝えておいてください。

スーパー老人はいわばオリンピック選手——Ⓡ

テレビを見ていると100歳を超えた元気な高齢者がよく登場しています。認知症もなく、よく食べ、よく運動して、うらやましい限りです。私も将来、そんなふうになりたいと思います。また、自分の親もそうあってほしいと思います。いや、そうならなくてはいけないと、知らず知らずのうちに思い込まされているかもしれません。

最近、100歳近い高齢者が物忘れ外来に来ることが多くなりました。物忘れが出てきたと家族が連れてくるのです。でも、冷静に考えてみてください。統計上、95歳以上は8割、100歳を超えるとほぼ全員が認知症になります。体も、どこもかしこも悪くなります。

100歳を超えて頭も体も元気な人は、普通の老人ではありません。超人、すなわちスーパー老人です。オリンピック選手のようなものです。しかし、私たちは努力すれば自分も親もそうなれると信じ、皆がスーパー老人を目指します。目標が高いことはよいことですが、マイナス面もあります。

あるとき、96歳の女性が「最近、人の名前が出てこなくなった」と、物忘れ外来に来ました。幸い認知症でなく、物忘れは年齢相当でした。

しかし、当の本人は結果を聞いても喜びません。物忘れすることが不満なのです。「以前は物忘れなどしなかったのに」と、今の自分を受け入れることができません。そして、認知症を予防する薬を出してほしいと言います。そんな薬はないと説明しても、「テレビでいい薬があると言っていた」と納得しません。

試しに「あと何年生きられると思いますか」と聞いてみると、「10年以上」と答えます。ついてきた家族も「うちの家系は皆長生きで、１０６歳でもぼけていない人が多いです」と言います。寿命に対する考え方の違いに驚きました。その人にとって、１０６歳までぼけずに元気に生きることは至上命令なのです。96歳でぼけないで、元気なだけでもすごいことなのに……と思います。しかし、本人も家族も、そうは思わないのです。

理想の不老不死、実は皆が困る

こんな家族もいました。患者さんは95歳の女性です。重度の認知症のため寝たきりで、食事は介助を必要とし、嚥下も悪く誤嚥性肺炎を繰り返していました。最近は、食べる量も減ってきて、元気がなくなってきました。

娘さんに、もう長くは生きられないことを何回も伝えましたが、「先生、点滴をして栄養をつければ、また元気になるのでしょう?」と言うのです。びっくりしました。娘さんは「死というのはよその人のことで、自分の親の死は考えられない」と言うのです。

人はやがて死ぬことはだれもがわかっています。しかし、それはあくまで一般論であって、自分の親にはまだ遠い先のことと考えます。親の死がピンとこないのです。そして、人間は死に向かうとき、だんだん食が細り、元気がなくなるということを理解していません。そのため、最後の最後まで栄養をとらなくてはいけないと思っています。

先日、認知症についての講演を行ったときに、こんな質問がありました。「認知症の人は誤嚥性肺炎で死ぬことが多いと聞くが、口腔ケアを行っているのにどうして肺炎になるのか？寝たきりになると肺炎を起こしやすいというなら、車いすに座らせておけばいいじゃないか」と。この人も、人間には限界があることがわかっていないと思いました。

以前、海外連続ドラマで『トーチウッド　人類不滅の日』が放映されていました。これは、地球上の人間がだれも死ななくなり、人口過剰になり人類存亡の危機に陥る内容です。健康のまま死なないのならまだしも、事故で体がずたずたになっても、重い病気になっても、そのままの状態で死なないのです。

本当にそうなったら大変です。元気で長生きは理想です。しかし、不老不死も困ります。若者が高齢者を養いきれません。長生きも大切ですが、安らかに死を迎えるにはどうしたらよいかを考えるときです。

日常の中の「死」

日々、現場、特に在宅で診療にあたっている医師です。ここまで頑張って人生を切り盛りしてきた80歳代、90歳代の方たちが、最後の最後に来て、それでも「頑張って」生き永らえさせられる状況に違和感を覚えています。「生き永らえさせられた時間」は一体だれのためのものなのでしょうか。

これまでの人生を振り返り、終末期に向けた準備を、本人も、家族も少しずつ行っておくことが鍵のような気がします。命はいつまでもあるのではなく限られたものであることを、生きている間にしかできないことを、生きている時間と大切に向きあうことを、往診や外来でかかわりを持つ患者さんや、家族たちに「準備」をしていただくようお願いしていますが、なかなかピンとこないことも。この三十数年の間にあまりにも「非日常」のことに変わってしまった「死」は、本来、日常の中の一部であるはず。もう一度、日本人にとっての「生きること」「死ぬこと」に対する価値観、文化の醸成が求められているのだと思います。［さくらなら……］

ドッキリ！　自然な看取りなのに警察が介入――Ⓚ

もし、自宅で自然に看取った場合、かかりつけ医がいないと、警察が検視に来る場合があります。時には、警察官が近所で聞き込みをすることもあり、ご近所から老人虐待を疑われてしまいます。

普段からかかりつけ医を

何もなかったとしても、この疑いは何年も残ります。そんないやなことはありません。故人も望むわけがありません。そうならないためには、普段からかかりつけ医を決め、終末期はどうするかを話し合っておくべきです。

こんなコメントがありました。

穏やかな最期

――もう30年近くも前の話です。私の母から聞いたのですが、私の祖父が亡くなったとき、とても静かな最期だったとのことでした。眠ったような状態だったそうです。しかし、まもなく医師が来て、「何年も医者にかかっていない」という理由で、次には警察官がやって来たとか⁉

稳やかな最期であってほしいと、家族は思います。が、今の時代、必ず「法」が介入しますし、私のような素人は、恐ろしくて、何も言うことはできません。

［ykks3］

それに対して、こんなコメントが届きました。

かかりつけ医がいないと警官が来る？

「穏やかな大往生をとげたのに警官が来た」とのykks3さんのコメントですが、手続きと思ってあまり気にしないほうが良いです。

かかりつけでない方の死亡を確かめるために呼ばれたとき、町医者は死亡宣告をした後、法律に基づいて行動します。診たことのない患者には「死亡診断書」は書けず「死体検案書」になり、他殺の可能性が少しでもあれば、いちおう警察に通報する義務があります。警官が来ても、事件性がなければすぐ去ります。

救急車を呼んでもかまいませんが、亡くなってすぐだと蘇生処置（AED、心臓マッサージなど）をされてしまいます。それを防ぐには、「蘇生処置はしないでください」という文書を、元気なときから用意しておくしかありません（自分で作成して、家族に保管場所をよく話しておきましょう）。

認知症の方の場合、家族だけで介護して医者に診せずにいると、「高齢者虐待」の疑いも抱かれてしまうので、医者嫌いでもやはりかかりつけ医を持っておくしかないでしょう。かかりつけ医には、患者本人が認知症になる前にどのような医療観を持っていたかを伝え、無駄な延命医療は希望しないという「事前指示書」を提出すれば、（日本では尊厳死法などの法律はありませんので絶対ではありませんが）それに沿って、大往生を助けてくれるのではないでしょうか（そういう在宅訪問医を選びましょう）。

［人生それぞれ］

自然な看取りすら警察沙汰になる可能性がありますから、終末期の患者にいったん装着した人工呼吸器を取り外すと間違いなく警察が介入します。以前、こんな報道がありました。

２００４年、北海道羽幌《はぼろ》町の道立羽幌病院で当時勤務していた女性医師が、90歳男性患者の人工呼吸器を家族の同意を得て取り外しました。富山県射水《いみず》市民病院では２０００年から２００５年までの間に、当時の外科部長が末期がん患者ら７人の人工呼吸器を外しました。両者とも警察は殺人容疑も視野に捜査しましたが、結局、不起訴になりました。しかし、裁判で無罪判決が確定していないがゆえに、現段階で人工呼吸器を外しても警察の介入がないという保証はありません。

人工栄養についても同じです。もし、警察に逮捕されたらと考えると、医師は延命措置を続けることになります。

一度装着した人工呼吸器は外すことができないないために、はじめから装着しない医師が増え、助かる患者も助からないということが起きています。終末期を迎えた高齢者については、人工呼吸器からの撤退も可能にすることが大切だと思います。

欧米の高齢者医療は、苦痛の緩和とＱＯＬ向上――Ⓚ

考えてみてください。そもそも、高齢で終末期の患者さんに血液検査が必要でしょうか？検査をしたら異常が見つかるのは当たり前です。異常を見つけたら、われわれ医師は何もしないというわけにはいきません。ナトリウムやカリウムなどの電解質に異常があれば、補正する必要があり、結局点滴をすることになります。終末期の患者さんの血管はもろく、細く、そう簡単に点滴針が入りません。そこで、看護師が何度も針を刺すことになります。腎機能が悪ければ、病院によっては血液透析（人工透析）を行うところもあります。人工呼吸器も同じです。おちおち死なせてくれません。しかし、そうまでして延命する意味はあるのでしょうか。高齢で余命いくばくもない意識のない患者さんは、なおさらです。

日本は世界一の長寿国であるのに、高齢者医療が確立されていません。そのため、虚弱である高齢者にも若者と同じ検査が行われ、同じ薬が出されます。また、高齢者とその家族も手厚い医療を望みます。そして終末期には、点滴や経管栄養による延命が行われます。

欧米では、高齢者には苦痛の緩和とＱＯＬ（Quality of Life＝生活・生命の質）の維持・向上を図るための緩和医療が行われています。終末期には、血液検査、血圧測定、尿量の測定などは行いません。その時間、患者のそばにいるようにします。わが国でも最近やっと、高齢者の終末期医療のあり方が問われるようになりました。人間には寿命があり、年とともに衰えていくことを理解すべきだと思います。

胃ろうと病院

夫婦で、胃ろうをした母と、しない母の二人を看取りました。しないほうが本人の苦しみが少なく、よかったと思っています。

しかし、ほとんどの病院では、本人や家族の意向は無視され、いやおうなしに胃ろうにされてしまいます。胃ろうをしないのは見殺しにするようなものだと、言外に匂わせて。まるで踏み絵です。

[yoshi]

医療スタッフへのアンケートから——Ⓡ

私の担当する認知症病棟では、これまで本人や家族が経管栄養や中心静脈栄養による延命を希望しないときは、点滴を1日500㎖行っていました。そうすると、2〜3カ月延命できますが、次第に意識がなくなり、極端にやせ細っていきます。そのことを率直に家族に話すと、多くの家族は点滴にこだわらなくなります。そのため最近では、終末期の患者さんは、点滴を行わずに、食べるだけ、飲めるだけで看取るようになりました。

その結果、ある年配の看護師は、「今まで、通常の量の点滴をして亡くなった患者さんは皆苦しそうだったけれど、食べるだけ飲めるだけで点滴を行わなかった患者さんは、どの人も死に向かって穏やかになっていった。こんなに穏やかな死は見たことがない」と驚いていました。

また、別の年配の看護師は、「私は若い頃、病院は何か医療処置をしなければいけないところだと思っていた。だから何もしない患者がいると、どうして退院しないのだろうと納得がいかなかった。しかし今は、何もしないで穏やかに看取ってあげるのも私たちの仕事だと思えるようになった」と言います。

しかし、一方では「な〜に、栄養失調で死んだだけじゃないの」と言う看護師がいるのも事実です。同じ職場でもこんなに感想が違うことに驚きます。病院は点滴をするところだと思っている看護師や介護士には、点滴を減らしたり行わなかったりすることが受け入れられないようです。穏やかに亡くなっていく患者さんの姿を実際に見れば、点滴に対する考え方も変わるだろうと思っていましたが、現実はそう簡単でなく、点滴神話の壁は厚いことがわかりました。

皆が納得する終末期医療を目指すためには現場の声を聞かなくてはいけないと思い、当病棟の看護師と介護士にアンケート調査を行いました。ご家族が経管栄養や中心静脈栄養による延命を望まず、当病棟での安らかな看取りを望んだ場合、点滴を1日500㎖に減らしたり、行わなかったりしたことに対して、質問しました。なお、ご家族には点滴を減らしたり、行わなかったりすることに対して、同意を得ていました。

結果は、看護師と介護士の2割は患者にはのどの渇きがあると思い、看護師の1割と介護士の3割は、患者は空腹だと感じていました。のどが渇き、空腹だったと思う職員は少数派です。また、看護師の半数が痰の吸引や浮腫が減ったと思い、点滴を減らしたり、しなかったりすることの利点を認識しました。終末期にふさわしい点滴量を看護師に聞くと、点滴しないが4割、点滴を減らす（1日500㎖）が2割、通常量の点滴がふさわしいと思う人は一人もいませんでした。6割の看護師が点滴を減らしたり、しなかったりしたことを評価しました。

今後も職員の声を聞きながら、終末期は点滴が不要であることを、啓発していこうと思います。なお、アンケートの最後に自由記載欄をもうけました。紹介します。

〈看護師〉

◎ケースによっては、終末期の線引きが難しい。

◎ご遺体がきれいでよい。

◎点滴をしないで最期を迎えるのであれば、病院ではなく、在宅や施設のほうがゆっくりできてよい。

◎点滴1日500㎖で4カ月近く生存した患者がいたが、褥瘡もでき、本人も3カ月半ばごろに「苦しい」「お父さんのところ（天国）へ行きたい」という言葉があった。苦しい時間が長引くだけのような気がするので、個人的には点滴をしないほうがいいと思うが、あくまで家族がきちんと納得・同意していることが重要。

◎腎機能不全に伴い、浮腫が悪化することが多いので、ケースによるが点滴量は1日50

0㎖程度でよい。

〈介護士〉

◎できることはしたほうがよい。

◎正直言って、1日500㎖と聞いたとき、驚いたのを覚えている。病院なのでそれなりの処置をするものと思っていた。たぶん、家族もそう思って安心しているのかなと感じる。以前勤めていた施設でも口から食べられる分だけだったが、点滴はしていた。ただ、だらだら長生きしてもつらいなあ、苦しいなあと思う部分はある。

◎家族が納得しているならいいと思う。

第3章

安らかな死を妨げる
さまざまな要因

終末期医療の要望「リビング・ウィル」が生かされない――Ⓚ

人生の終末をどう迎えるかは重要な問題です。何もわからないまま人工栄養や人工呼吸器で生かされたくないと思っている人、納得のいく死を迎えたいと考えている人は、事前に終末期の医療について自分の希望を書面で残すことをお勧めします。欧米と違い、法的根拠はないものの、それなりに効果が期待されるからです。

意思表示方法にはいくつかありますので説明します。

◎リビング・ウィル(注)……終末期に受ける医療について、自分の希望を書いたもの。

◎事前指示書……リビング・ウィルに医療代理人の氏名と署名が加わったもの。ここでいう医療代理人とは、本人が終末期の医療行為について意思表示できなくなったときに、本人の意思（希望）を代弁してくれる人。

ところで、リビング・ウィルや事前指示書は患者さん自身が作成するため、書式もまちまちで、希望する医療の内容もあいまいであったり、医療とは関係のない記述があったりして、治療にあたる医師が混乱することがあります。また、普段は自宅に保管しているため、いざというとき見つからないこともあります。

（注）Living will　ここでいうwillとは意思や遺言のこと。生きているときの意思あるいは生前遺言書とも邦訳されている。

参考にしたいアメリカの「医師指示書」

これらの問題を解決するために、オレゴン・ヘルスサイエンス大学病院（アメリカ・オレゴン州ポートランド）は「生命維持治療のための医師指示書（ＰＯＬＳＴ　ポルスト）」を１９９１年に提唱しました（次ページ参照）。開発に携わった同病院倫理部門のリチャードソン博士に話を聞きました。

これはＡ４サイズ裏表２枚のピンク色の厚紙に記載され、病気や加齢のために余命１年程度と診断された患者が終末期に四つの医療行為を受けるかどうかを、事前に患者本人（あるいは医療代理人）と医師が相談して決めます。すなわち、①心肺停止時の蘇生、②脈拍あるいは呼吸があるときの積極的医療、③抗生剤投与、④人工栄養です。

質問項目に抗生剤投与の希望の有無が入っているのは驚きです。日本では、必要ならば抗生

生命維持治療のための医師指示書（Physician Orders for Life-Sustaining Treatment, POLST）

<table>
<tr><td colspan="2">生命維持治療のための医師指示書
すべての患者は一個人として尊重され、治療されるべきです。まず、以下の指示に従って下さい。その後(必要に応じて)、医師、または、NP（ナースプラクティショナー：上級実践看護師）に連絡をしてください。これは、患者の医学的状況と、意思に基づいて書かれた医師指示用紙です。空欄の項目はすべて、その項目においての全治療を施行するとみなされます。</td><td>氏名

生年月日</td></tr>
<tr><td colspan="3">A: 心肺蘇生（CPR）： 脈拍がなく、かつ、呼吸が停止している状態
☐ 蘇生術を施行する・CPR を実施する
☐ 蘇生術を開始しない・DNR（No CPR）
心肺停止ではない場合、以下の B,C, および D の項目に従う。</td></tr>
<tr><td colspan="3">B: 医学的処置： 脈拍停止、または、呼吸停止、もしくは、呼吸、脈拍、共に確認される場合
☐ 緩和処置のみ施行 薬剤をどのような投与経路でも使用する、体位の交換、傷のケア、または、他の痛みや苦痛を和らげる処置。症状緩和のための、酸素の投与、吸引、そして、医療器具を用いない気道確保。延命処置のための病院への搬送はしない。しかしながら、現在の場所では苦痛を緩和できない場合は、病院へ搬送する。
☐ 限定された医学的処置の施行 上記のものを含む。医学的処置の施行、点滴、必要である場合の心拍モニター装着を行う。人工気管挿入や、気道確保のための医療器具（エアウェイ）、人工呼吸器装着は行わない。もしも必要な場合は、病院へ搬送する。しかし、集中治療室での治療は避ける。
☐ すべての医学的処置の施行 上記のものを含む。人口呼吸器を使用し、気管切開なども施行、また必要な場合の除細動機も施行。もし指示があれば病院へ搬送する、その場合は集中治療室での治療も含む。
追加事項：</td></tr>
<tr><td colspan="3">C: 抗生剤
☐ 抗生剤は使用しない。症状の緩和のために抗生剤以外のものを使用する。
☐ 抗生剤の使用、または、使用する期間を、感染が起こった場合に決定する。
☐ 延命が可能であれば、抗生剤を使用する。
追加事項：</td></tr>
<tr><td colspan="3">D: 人工的栄養剤の施行：もし可能であれば、常に経口からの食事摂取は提供する。
☐ 管からの人工栄養剤は使用しない。
☐ 管からの人工栄養剤の使用期間を設定した上で、施行する。
☐ 管を通しての人工栄養剤を長期間施行する。
追加事項：</td></tr>
<tr><td colspan="3">E: 医学的所見の要約と署名
話し合い参加者：　　　　医学的所見：
☐ 患者本人
☐ 未成年者の両親
☐ 医療従事者
☐ 法的保護者
☐ その他：</td></tr>
<tr><td>医師名：
医師署名：</td><td>医師電話番号
日付</td><td>事務所のみ使用欄</td></tr>
</table>

CENTER FOR ETHICS IN HEALTH CARE,

Oregon Health & Science University, 3181 Sam Jackson Park Rd, UHN-86, Portland, OR 97239-3098 (503) 494-3965 June 2007

日本語版作成者（翻訳、意訳）今石　千絵（看護師）Kaiser Permanente Continuing Care Services, 山下　大輔（医師）OHSU, Family Medicine

http://www.ohsu.edu/polst/programs/international.htmより

剤を投与するのは当たり前だからです。

最後に、患者、関係者、担当医が署名し、患者が医師指示書を保管します。医師は電子カルテにその情報を記載、あるいはコピーを保管します。オリジナルは、患者が他の医療機関や施設に移るときに自分で持っていきます。

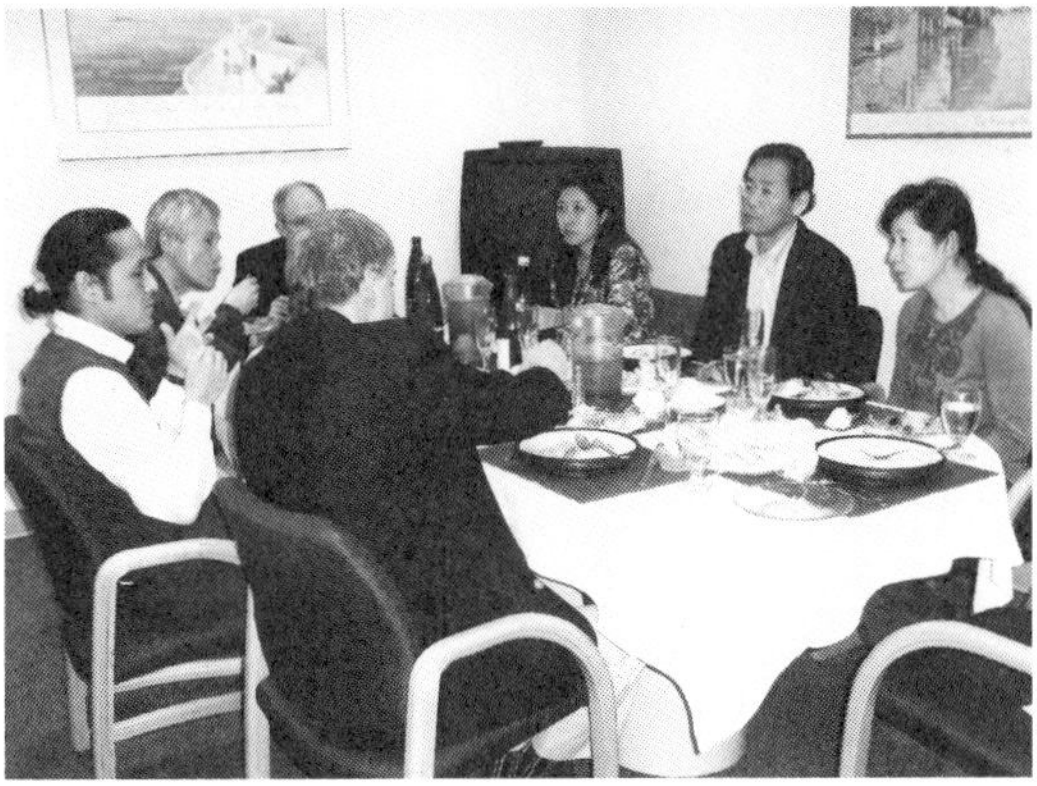
オレゴン・ヘルスサイエンス大学病院でリチャードソン博士（右から４人目）らとの夕食

この医師指示書には終末期の治療方針が明確に記載されているため、救急現場の医師がこれを見たら治療方針に迷うことはありません。また、医師の指示書であることから、従来のリビング・ウィルや事前指示書に比べ、より効力があります。発信元のオレゴン・ヘルスサイエンス大学病院では医師指示書の作成は義務化され、1年ごとに再確認することが求められています。ただし、指示書に書かれた四つの医療行為をすべて希望していたとしても、現場の医師がそのときに〝医学的適応がない〟と判断すると、患者の希望は実施されません。これはアメリカだけでなく、他の国も同じです。なお、患者はこの指示書の作成を拒否することができます。

一方で、アメリカ国内ではこの指示書に対する反対意見もあります。「これは患者の死を早めることに対する法的免罪符に過ぎない」「終末期に本人の希望が変わったとき、どう判断するのか」などです。しかし、現在、アメリカのほとんどの州で採用され、私たちが訪れたオーストラリア・メルボルンやオランダ・アムステルダムのナーシングホームでも使っていました。

日本の医療現場では

遅ればせながら日本でも、事前に患者や家族に終末期医療の希望を聞く医療施設が増えてきています。２００８年4月には後期高齢者に限り、患者と家族と医師が終末期の治療方針を話し合い、書面にした場合に、診療報酬が支払われることになり、事前指示書の一層の普及が期待されました。しかし、「高齢者は早く死ねばよいのか」「本人が意図しない意思決定が迫られる」「自己決定の名の下に治療中止を迫られる恐れがある」など、マスコミを中心に世論の反発を受け、制度開始からわずか3カ月で凍結されました。

本人の意思が確認できないまま胃ろうが造られ、寝たきりの高齢者が多い日本の現状を見ると、判断能力のあるときに、終末期に受ける医療について家族とよく話し合い、かつ、自分の希望をはっきり書面に残すことが「納得のいく死を迎える」現実的で有効な方法だと思います。

この制度の復活を強く望みます。

わが国でも日本臨床倫理学会が〝日本版ＰＯＬＳＴ（ＤＮＡＲ指示（注）を含む）作成指針〟を２０１５年３月に発表しました。日本の医療制度はアメリカと大きく異なるため、日本の実情に合わせたものになりました。また、ＰＯＬＳＴはその作成過程がきわめて重要なため、この指針は作成方法を詳細に解説しています。

（注）ＤＮＡＲ指示：Do Not Attempt Resuscitate order　死が迫っている患者に対し、患者が心肺停止状態に陥ったときに心肺蘇生を行わないことを前もって確認し、文書化しておくこと。

医師と家族に黙殺されたリビング・ウィル

しかし、実際にリビング・ウィルを書いても、生かされない現実があります。

90歳の女性が自宅で長男夫婦と暮らしていました。ある日家で転倒し、左腕を骨折しました。その３日後には布団から起き上がることができなくなり、意識もなくなりました。驚いた家族が救急車で公立病院に連れていったところ、広範な脳梗塞を起こしていました。翌日、民間の急性期病院に転院し、医師から「もう意識は戻らないと思いますが、もしかしたら数カ月後に目覚めて手を動かしたり、話したりするかもしれません」と言われました。

本人は、80歳のときから「どんなことがありましても、決して延命措置はしないで、一日も早く楽にしてください」とリビング・ウィルを残しており、毎年書き換えていました。二男、孫たちは本人の望みをかなえてあげたかったので、転院翌日、本人のリビング・ウィルを医師に見せました。しかし医師は、「病院ですから」と言って取り合いませんでした。

長男は母のリビング・ウィルの内容を知っていましたが、「目覚めるかもしれない」という医師の言葉に期待をかけていました。そのため、二男たちが勝手に母のリビング・ウィルを医師に見せたことに怒りました。

その後も、リビング・ウィルに反する治療が続きました。はじめの2週間の治療費は90万円で、その他に差額ベッド代が1日1万円かかりました。点滴で全身がむくみ、血を吐く母の姿を見て、長男以外の家族は「もういい、治療をやめて」と思いました。

母のリビング・ウィルを無視した長男は、母の姿を見るのがつらくなり、だんだん見舞いに来なくなりました。入院後3週目に、親族が長男に「これ以上治療するのはかわいそうだから、もうやめよう」と言いました。しかし、それに対して長男は何も言わず、そのまま治療が続きました。入院後5週目にとうとう長男が「この状態が続かないように何とかしてください」と、主治医に頼みました。主治医は「殺人的なことはできません」と言いながらも、その3日後から点滴が3本から1本に減りました。そして、入院後8週目に亡くなりました。結局、本人の意識は戻らないままでした。

亡くなる3日前に、医師から「家に連れて帰っては」という言葉がありました。親切心からか、診療報酬が低いからか、うるさい家族と思ったからか、その真意はわかりません。二男は「何もしないで、安らかに逝かせてあげたかった。医師は無益なことはしないでほしかった」と言っていました。

この例でリビング・ウィルが生かされなかった理由は、①リビング・ウィルに対する家族の見解が一致していない、②リビング・ウィルが法的に認められていないので、医師は訴訟を恐れ治療を中断できない、③急性期病院では診療報酬を上げるために濃厚治療が行われる、の三つが考えられます。

このようなことが、終末期医療現場でよく起きています。

リビング・ウィルを書いても、それが生かされなければ、書く意味がありません。医療関係者を含め、皆で考えなくてはなりません。

介護従事者の方たちの考え

実母から20年前に、延命措置拒否の書面を預かっています。今回、ケアマネジャーさんとのお話で書面を預かっていることを母も交えて伝えましたら、たった一言、「効力はありませんよ」と言われました。

自分の意思を表しているのに、それが通用しない世界です。まわりの看護師さんや介護職の方々も完全にマヒしています。人間は死なないと思っている人ばかりです。

［介護者］

希望しない延命が行われる五つの理由――Ⓡ

日本は80％以上の国民が延命措置を望んでいないのに、実際には終末期のほとんどの人に延命措置が行われています。なぜ、希望しない医療が行われるのでしょうか。いくつかの理由が考えられます。

第一は、わが国にある延命至上主義です。戦争で多くの命が失われたことへの反動からか、国民の間には命の質よりも長さを尊ぶ延命至上主義があります。例えば、１９４８年の最高裁判決に、「一人の生命は、全地球より重い」とありました。そのため、「どういう状態であっても生きているだけでいい」と言う人がいます。また、医学教育も延命至上主義です。

第二は、自分はどのように死んでいきたいかを家族に伝えていないことです。「高齢社会をよくする女性の会」の調査によると、最期の医療の希望を家族に伝えている人は31％しかおらず、書面に残している人はたったの5％でした。自分の生き方・死に方を家族と医療者に任せてよいのでしょうか。本人の意思がわからないと、家族は延命を希望することになります。

第三は、診療報酬や年金など社会制度の問題です。中心静脈栄養や人工呼吸器装着を行うと診療報酬が高くなります。急性期病院では在院日数が長くなると診療報酬が減るため、胃ろうを造って早期に退院させます。家族側の事情としては、親の年金を当てにして生活している人がいるのも事実です。

第四は、医師が遺族から延命措置を怠ったと訴訟を起こされる危険性があることです。延命を希望しないというリビング・ウィルがあっても、法制化されていないので、訴えられる可能性があります

最後は、倫理観の欠如です。医療者も家族も、自分は受けたくない延命措置を物言わぬ高齢者に行っています。高齢者の人権を守るべきです。欧米豪では、高齢者の延命は倫理的に問題があるとして行われていません。

寝たきりの患者さんが発生する現場の実態

急性期病院に勤務する医師です。神経疾患が専門で、病気のために食べられなくなる患者さんも多くいます。ほとんどは食べる機能が回復不能で、患者さんご自身の意思が確認できない場合は、ご家族と方針を話し合います。

私自身が幼かった頃、祖父が認知症の末期で食べられなくなり、自宅で臨終を迎えました。その経験を踏まえて、口から食べられない状態を病気の自然の経過と受け入れて経管栄養はしない、という選択肢を必ず提示します。しかし、ほとんどのご家族が経管栄養を希望されます。経管栄養をしなければ患者さんを死なせてしまう、という気持ちが先行してしまい、思考停止に陥ってしまっているのです。

医師や医療機関の問題などという話ではなく、日本人の死生観が問われているのです。多くの人に、このような事実ときちんと向き合って考えてほしいと思います。

［現場医師］

社会的合意形成と具体的制度転換が必要

私は高齢者医療に長年携わり、今は障害者医療の現場にいる医師です。（中略）

現場から申し上げますと、胃ろうを造りたくて造っている医師はほとんどいません。これでいいかと問われて「いい」とためらわず答える医師は皆無でしょう。

胃ろうは、急性期病院から退院するため、施設に引き取ってもらうために造られます。これは個々の医師の価値観ではなく、現在の医療制度から来る問題です。施設で胃ろうが必要な理由は二つあります。一つは手間の掛かる食事介助に充分な人手がないこと、もう一つは経口摂取ができない方を施設で看取ることについての社会的合意がなされていないことです。

しかし、社会的合意に関しては最近急速に変わりつつあるようです。日本老年医学会が胃ろうの是非について提言を発表したことなどもその一つです。なお、一部のご意見に「リビング・ウィルが現場では通用しない」というものがありましたが、これはゆゆしきことです。ここで論じられるのは、あくまで治療の是非について本人の意思が確認できない場合であって、リビング・ウィルなどで本人が明確に意思表示しているのに、その意に反した治療が強行されるのであれば、これはまったく次元の異なる問題です。

［岩崎鋼］

多くのfactor

現場で働く脳外科医です。職業柄意識状態が悪い患者をたくさん見ています。

小生のように「不要な」胃ろうに反対する医師は多くいます。

しかし、ご家族は死を避けたがります。最近は減りましたが、かつては病状説明の場で胃ろうを造設しない選択肢を挙げること自体、ご家族から「見捨てるのか」とずいぶん怒られました。

また元気だった頃に患者本人がいくら強い意思を示していても、脳卒中など突然別人になってしまう病気に遭遇すると、家族が患者の意思を曲げてしまうのです。パニックになって、「まず命だけは助けてくれ」と主張します。

日本の医療体制にも問題があります。脳卒中急性期を過ぎた患者を、最初に入院した急性期病院に長く入院させることができません。医療費が破綻しそうなことに原因があります。（後略）

[from Canada]

終末期の医療についての希望をしたためておこう

終末期における治療の開始・不開始および中止等の医療のあり方は、医療現場で重要な問題です。そのため、厚生労働省は2007年5月に、よりよき終末期医療の実現のために「終末期医療の決定プロセスに関するガイドライン」を策定しました。終末期医療に患者の意思を反映させるためです。以下はその要点です。

①患者の意思が確認できる場合は、患者の意思決定を基本とする。
②患者の意思が確認できない場合は、
◎家族が推定する本人の意思の尊重。
◎家族が患者の意思を推定できない場合は、医療・ケアチームが家族と話し合う。
◎家族がいない場合および家族が判断を医療・ケアチームに委ねる場合は、医療ケアチームが治療方針を決める。

終末期には、ほとんどの高齢者は意思決定ができず、多くの場合、医師と家族が医療の内容を決めています。その場合、ガイドラインでは、家族は本人の意思を推定することになっています。そのため、意思を伝えられるうちに、延命措置について家族と話し合うことが必要です。しかし、残念なことに、本人の意思を推定するように家族に言っても、自分の希望を言う家族がいます。このような場合、患者の意思は伝わりません。

そのため、事前に終末期医療の希望を文書で残すことを勧めます。現状では、書き残している人の割合は5％と少なく、また、日本では法的な効力はありません。しかし、あるとなしでは大違いで、文書があると、終末期医療に自分の意思を反映させやすくなります。ぜひ書き残してください。

延命を希望するのは、年金受給のためというケースも——Ⓡ

東京都足立区に住む戸籍上111歳の男性が白骨化した状態で発見され、長女と孫が30年以上にわたって年金の不正受給をしていたことが2010年に大きく報道されました。この報道を契機に、同じようなケースが次々と発覚しました。

私の身近にもこんな家族がいました。

息子は、高齢で認知症の母親を入院させ、入院費は未払いのままです。病院からの催促にもまったく応じません。母親の年金で生活し、本人は健康です。年金パラサイトです。母親が亡くなっても、病院には来ませんでした。

高齢者の終末期医療を考えるとき、年金問題も避けて通れません。不況下で、配偶者や親の年金で生活している人も少なくないと思います。また、高齢な親の介護のために退職せざるを得ず、親の年金で生活している人もいます。しかし、年金をもらうために終末期の高齢者に何年間も延命措置をするようなことになると、年金制度も医療制度も破綻してしまいます。

療養病棟に入院している場合、医療費は月約60万円です（患者さんも一部負担しますが）。その他に患者さんには年金も国から支給されます。そうすると、何もわからない寝たきりの状態で延命されている患者さんに対して、月に60万〜70万円の公費が使われていることになります。これでは、国の財政が悪くなるのは当たり前です。お金は本当に医療を必要としている人に使うべきです。

寝たきり老人

私は胃ろうしてまで生き延びたいとは考えていませんが、私が終末医療を拒否した場合、家内が心配です。現在、私たちは一応厚生年金で暮らしています。しかし、私が亡くなったら年金も打ち切りになってしまい、家内のわずかな国民年金だけでは、彼女は暮らしていけません。

どのような事態になっても生きてさえいれば年金は受け取れますので、終末医療を拒否するのをためらう気持ちがあります。同じような環境の人たちは、それでも終末医療を拒否するのでしょうか？　悩ましいところです。

［pasocon 99］

この方は、老齢厚生年金と老齢基礎年金を受給されているのだと思います。夫に先立たれた場合、残された妻には遺族年金として、それまでの老齢厚生年金の75％の支給が続きます。そのためご主人が亡くなっても、年金は打ち切りにはなりません。

もう一点、家族のエゴの話

高齢者の中には多額の年金を受給されている方もおりまして、不況ということもあってか家族がそれを頼りにしている場合があります。つまり年金で入院費を払ってもまだそれなりにお金が手元に残るというケースです。

「本人は胃ろうだとか、人工呼吸器だとか、そういうのは拒否していたけれど……どうか胃ろうを造って長生きさせてもらえませんか」と家族に依頼される場合があります。

患者さん本人が書面で意思を残していたなら、医師は「いいえ、本人の意思が最優先ですから胃ろうは造りません」として、自然な経過に持っていくことができます。しかしそのような書面がなかったとしたら？　もし家族に「胃ろうという栄養方法があるにもかかわらずそれを行わず見殺しにした」と訴えられたとして、果たして裁判で勝てるだろうか？　などなど考え、結局胃ろうを造ることになります。

口から食べられなくなったら寿命、そうお考えの方は、意思を家族に話すだけでなく書面を残しておいてください。

[dr north]

終末期医療への思いを曲解して広めるマスコミ——K

2013年、全国紙Aに〝終末期医療「さっさと死ねるように」、麻生氏発言、取り消し〟という記事が掲載されました。このタイトルだけ読むと、「老人は早く死ねと言っているのか、これはひどい」と思ってしまいました。さっそく記事を読みました。「麻生副総理は社会保障制度改革国民会議の席上、死にたいと思っても『生きられますから』と、しかも政府のお金でやってもらっていると思うと寝覚めが悪い。さっさと死ねるようにしてもらうなど、いろいろ考えないと解決しないと持論を展開した」となっていました。

全国紙Bには「私は遺書を書いて『そういうことはしてもらう必要はない。さっさと死ぬから』と書いて渡してある」と発言。さらに「いい加減死にてえなあと思っても、『とにかく生きられますから』なんて生かされたんじゃあかなわない。しかも、その金が政府のお金でやってもらっているなんて思うと、ますます寝覚めが悪い」などと述べた、となっていました。

新聞の論調は彼の発言に対して批判的ですが、よく読むと、この発言の主語は「自分」であることに気がつきます。あくまで自分だったら、高齢で寿命が近づいたならば、生かされていたくない。しかも、そのために税金が使われるのであれば、寝覚めが悪いと言ったのです。

私は、麻生副総理とまったく同じ考えです。しかし、新聞記事は主語を削除し、あたかも一般論として、老人は早く死ねばよい、と言ったように印象づけています。麻生副総理の風刺画もつけて。

同じようなことが、以前にもありました。寝たきり老人に対する胃ろう造設が問題になったとき、当時の自民党の石原伸晃《のぶてる》幹事長が胃ろうの患者さんの病室を見学した際の感想として、「意識がない人に管を入れて生かしている。（病院で）何十人も寝ている部屋を見せてもらったときに何を思ったかというと（映画の）エイリアンだ。人間に寄生しているエイリアンが人間を食べて生きているみたいだ」と発言しました。同時に「私は人間の尊厳を重んじなければならないと絶えず言っていて、私自身もそういうこと（胃ろう）は夫婦の間で行わないと決めている」と述べました。

これに対して、多くの批判が出ました。しかし、医療職でない一般の人が寝たきりの胃ろうの人を見ると、このように感じる人が現実にいるということを知るべきです。たまたま、政府の要職にある人物の発言だから批判の的になっただけに過ぎません。

この政治家二人の発言は事実を述べているに過ぎず、もっともな考えだと思います。ツイッターの反響を見ても、この二人に賛同する意見のほうが圧倒的に多かったのです。

本当のことを言うと批判する日本のマスコミは困りものです。いいかげんに、「えせ人道主義」を振りかざすのはやめてほしいものです。

私は影響力のあるお二人の発言を歓迎します。そして、これを契機に国民の間で大いに議論していただきたいと思います。

濃厚な医療は安らかな死への妨げ――Ⓚ

私が生まれた1950年代は、自宅で亡くなる人が8割、病院で亡くなる人が2割でした。当時の人々の多くは、苦しむことなく、自宅で安らかに看取られていました。しかし今は逆転し、8割以上の方が病院で亡くなっています。そのため、年をとって死ぬときも、病院で死ぬのが当たり前と勘違いするようになりました。

本来、病院はだれにとっても行きたくない場所です。最期を迎える場所としても、決して快適な場所ではありません。介護する家族がいないため、仕方なく入院する人もいますが、行きたくない場所であるにもかかわらず、病院で亡くなるのは、「いざ、何かあったとき」の本人とその家族の安心のためです。しかし、「いざ、何かあったとき」とは何なのでしょうか。すでに死に近づいている老衰の人が食べなくなったからといって点滴が必要でしょうか。おしっこが出なくなったからといって血液透析が必要でしょうか。呼吸が止まったからといって人工呼吸が必要でしょうか。心臓が止まったからといって心臓マッサージが必要でしょうか。

日本の医療は、高齢者に死期が迫っていても、最後まで濃厚な医療を行おうとします。その間に、次から次へと合併症が起こり、その結果、高齢者は苦しんで死んでいきます。終末期の高齢者に不必要な濃厚医療を行わなければ、わが国でも、自宅や施設で看取ることができるはずです。

つらくても我慢させる日本の医療

日本の医療は、〝緩和（つらさを和らげる）〟よりも〝忍耐（がまん）〟が優先されているように思います。身近な例を挙げると、胃カメラや大腸カメラです。私は胃カメラを1～2年ごとにしぶしぶ飲んでいます。私にとってはとてもつらい検査です。そして、いざ、カメラのチューブが口（最近は鼻）から入ると、いつも、検査を受けに来たことを後悔します。「やはり、来年にすればよかった」と。

大腸カメラの検査も受けました。おなかの中の腸（大腸）を引っ張られる感じがつらく、やっと、回盲部《かいもう》にカメラの先端が届き、これで終わりと安堵したとたん、ポリープが見つかりました。結局、そのままポリープを取り除くことになり、さらに検査時間が延びた苦い経験があります。将来、がんになるかもしれないポリープを取り除いたのだからこれくらい我慢するのは当たり前だと言われるかもしれませんが、私は二度とこの検査は受けないと決めました。また、日本では自然分娩が普通です。この痛みは、男の私にはわかりませんが、妻に聞くとそれはそれは猛烈な痛みだそうで、そのときは二度と子供は産みたくないと思ったそうです。

一方、アメリカでは胃カメラや大腸カメラは薬で朦朧《もうろう》とした状態で行うのが主流です。苦痛もなく検査が終わってしまいます。難点は、検査が終わった後一人で帰れないので、つき添いが必要なことくらいです。また、アメリカやイギリスでは無痛分娩が主流です。

以前、アメリカ・ポートランドの医療施設を見学したとき、同市に長く住んでいた日本人の方は、抜歯の後の鎮痛剤として麻薬が処方されると話していました。

このように、日本では患者に痛みを我慢させる風潮があります。一方、アメリカやイギリスでは、まず、患者の苦痛をとってあげることを優先します。検査や治療のために患者に苦痛を与えるのは好ましくないとの考えです。この考えの違いが終末期医療にも表れています。

わが国では、終末期の高齢者を縛ってまで、点滴、経管栄養、人工呼吸器装着、血液透析が行われます。痰の吸引や気管切開部のチューブ交換時には、拷問かと思う苦しさを与えます。心ある看護師は、「病院は高齢者を食い物にしている、こんなことが許されるのか」と言いました。緩和医療どころか、医療という名の下に、高齢者の虐待が行われています。

日本の保険診療ではがんとエイズのみを緩和医療の対象疾患としていますが、世界保健機構（WHO）は、生命を脅かすすべての疾患を緩和医療の対象としています。そのため、肺気腫・慢性気管支炎、末期の心・腎・肝疾患、神経難病、認知症、老衰なども、緩和医療の対象になります。

21世紀は「老年緩和医療」の時代といわれ、欧米では、高齢者の終末期には緩和医療が行われています。オーストラリア政府作成の「高齢者介護施設における緩和医療ガイドライン」（P143）には、高齢者と高度の認知症患者に緩和医療が必要な理由として、「高齢者は多くの疾患を抱えるため終末期の期間は短く、意思の疎通も困難である。また高度の認知症患者は余命も限られている（通常3年）。そのため高齢者と高度の認知症患者には尊厳を高め、苦痛を軽減し、入院を回避することが必要である」とあります。

日本も最近は少しよい方向に向かっています。日本老年医学会が出した「立場表明2012」の中には、「高齢者の終末期の医療およびケアにおいては、苦痛の緩和とQOLの維持・向上に最大限の配慮がなされるべきである」「高齢者のあらゆる終末期において、緩和医療およびケアの技術がひろく用いられるべきである」とあります。

立場表明が絵に描いた餅に終わらないように、日本の保険診療は、生命を脅かすすべての疾患を緩和医療の対象にすべきです。そして、高齢者の医療にあたる者は、緩和医療の実現に一層努力する必要があります。

寄稿

胃ろうを造る立場から

宮本秀一
（宮本顕二、礼子の息子）

●胃ろうとの出会い

僕は医師になって7年目の消化器内科医師です。胃ろうを造りはじめたのは医師になって3年目からです。

胃ろうの造り方はいくつかありますが、胃カメラで胃の中を観察しながら、おなかの皮膚に小さな穴をあけ、そこから胃の中へチューブを挿し込む方法が一般的です。合併症の危険も少なく、消化器内科の医師ならだれでもできる基本的手技です。はじめは安全に胃ろうを造れるように技術の習得に励んでいました。しかし、たくさんの患者さんに胃ろうを造っていくうちに、「この患者さんに胃ろうは必要なのだろうか？」と思うケースが出てくるようになりました。

●胃ろう造設の現状

研修医として勤務した病院でのことです。高齢社会を反映し誤嚥性肺炎で入院する人がたくさんいました。肺炎は抗生剤でよくなりますが、患者さんは食べ物を上手に飲み込めないのでまた誤嚥を起こします。その結果、肺炎を起こすといった、いたちごっこの状態になります。結局、点滴を外せなくなります。

一方、患者さんを点滴のまま入院させているとベッドが足りなくなり、他の救急患者さんを入院させることができなくなります。そのため、患者さんを介護施設や長期療養病院に移さなければなりません。しかし、施設側は胃ろうを造っていないと受け入れられないと言います。そうなると「胃ろうを造るべきかどうか」という問題よりも、「胃ろうを造らなければベッドが空かない」という状況になります。結局、「本当に必要かどうか?」よりも、「仕方がない」ということで胃ろうを造っているのが現状でした。

また、患者さんの家族に「もうお年なので、胃ろうを造らないで自然な経過を迎えることはどうでしょうか」と提案しても、「最期までできることは何でもしてほしい」「栄養を与えないということは死ねということですか?」と言われることがほとんどでした。

●母親との言い合い

「胃ろうは本当に必要なのか?」という問題は、慌ただしい毎日の中で「仕方がない」という考えになっていきました。呼吸器内科の医師と相談したときも、結局は転院と家族の希望のために、造ることになりました。

ある日、胃ろうの適応を見直そうと活動している母(礼子)と胃ろうについて話し合ったことがありました。母に「寝たきりの高齢者に胃ろうを造るのは本当に必要?どうして造るの?」と言われ、こう答えました。「確かに、不要な人はたくさんいると思うよ。僕ら消化器内科の医師だって胃ろうを積極的に造っているわけではない。造らないといけない現状があるんだ! 母さんたちがやっている活動は多忙な地方病院の現状を知らないきれいごとだ!」と。消化器内科医として、胃ろうを積極的に造っているように思われ、僕は言葉を荒らげました。しかし、落ち着いて考えると、現状に矛盾を感じているならば、高齢者を診ている医師だけでなく、むしろ造設する消化器内科医こそ、この現状を改善すべきではないかと思いました。

●両親の活動を聞いて

母との会話をきっかけに、あまり興味をもたなかった〝終末期の迎え方〟についても自分なりに考えるようになりました。石飛幸三《いしとびこうぞう》先生の終末期の講演なども聞きに行くようになりました。

胃ろうを造設するかどうかより、末梢点滴すら必要かどうかなど、今まで自分が考えていなかったことがたくさんありました。あらためて考えると、消化器内科ではがん患者さんの最期を看取ることがたくさんありますが、「いかに疼痛《とうつう》を少なくするか、点滴も必要な量だけ、本人の意思を優先に」など、終末期をいかに苦痛なく過ごさせるかは、すでに実施されていました。しかしなぜか、がん以外の寝たきりの高齢者にはそれが当てはまっていないのです。

●今の状況を改善できないか

まずは病院の現状を把握するために病棟の看護師に、自分が高齢になり誤嚥性肺炎になったときに胃ろうを望むかどうかのアンケート調査を実施しました。すると、胃ろうを希望する看護師は10％程度しかいませんでした。しかし、患者さんを見守る看護師にとっては、点滴も経管栄養も何もしないのは、つらい気持ちになるなどの意見もあり、われわれ医療者の意見もまだ統一されていないことがわかりました。

また、地域連携室に〝施設に入所するには胃ろうが必要かどうか〟を確認してもらったところ、1施設だけ胃ろうなしでも条件次第では受け入れ可能なところがあることもわかりました。残りの施設は、口から食べられない患者さんを胃ろうを造らない状態で受け入れることはできないとのことでした。理由は経費の面や、ご家族の希望や今までの慣例などさまざまでした。

患者や家族の希望、病院や受け入れ施設の事情など、問題は多岐にわたっています。今後は、まず患者自身が終末期をどう過ごしたいかを事前に考えておくべきです。そして、病院と受け入れ施設は勉強会や意見交換会などを開き、終末期医療のあり方を一緒に考える中で、胃ろうの適応を見直していかなければいけないと感じました。

●胃ろうの是非？　とは

最後になりますが、消化器内科医として一つだけ言いたいことがあります。現在、胃ろうは不要な方にも造られているのは事実だと思いますが、決して有害な治療法ではないのです。

例えば、食道がん患者さんの中には、がんで食道がつまってしまう方がいます。放射線治療や抗がん剤治療をして、食事をとれるようになるまでの数カ月間、胃ろうを造ることにより、栄養をしっかりとることができ、治療ができるようになります。また、食事中に繰り返しむせ、何度も誤嚥性肺炎を繰り返した高齢者の方がいました。高齢とはいえ、頭も体もしっかりした方でしたので、ご自分の判断で胃ろうを造ることに同意しました。その結果、胃ろうにより栄養を十分摂取でき、普通の生活が可能になりました。中には胃ろうからビールを入れ、飲んだ気持ちになって満足されている方もいました。

つまり、胃ろうは不要な治療法ではなく、適応をしっかりと見極めたうえで行うべき治療法なのです。「胃ろうの是非」ではなく、「胃ろうの適応」を考えるべきだと思います。

第4章

「穏やかに死を迎える医療」が望まれている

世界の非常識!?　終末期高齢者への人工的水分・栄養補給——R

日本では、人生が終わりに近づき、食べられなくなった高齢者にも、人工的水分・栄養補給（人工栄養）が行われています。これは、世界的には珍しいことです。

ある日、日本の常識は世界の常識ではないことを、消化器内科医で胃ろうを造設する立場の息子に話しました。すると息子は、「そんなこと言ったたって仕方がないよ。僕たちは頼まれたことをするだけだよ。胃ろうを造って退院させなければならないのだから。僕の周りの若い医者もそういう話には興味がないよ」といやな顔をしました。

胃ろうを造る側の医師は、造った後の患者を診ることがありません。特に若い医師はそうです。胃ろう造設を頼まれたときは、機械的に造るのではなく、一例一例、造る意味を考えてほしいと思います。

さまざまな種類がある人工栄養

ここで、水分・栄養補給について説明したいと思います。口から食べたり飲んだりできない場合、管や針を使って消化管や血管や皮下に水分や栄養を入れることを人工的水分・栄養補給（人工栄養）といいます。

人工栄養には、経腸栄養（経鼻胃管栄養、胃ろう栄養）、静脈栄養（中心静脈栄養、末梢静脈栄養）、皮下輸液法の三つがあります。

このうち、経腸栄養と中心静脈栄養は、生きるために必要な栄養を十分に送ることができるので、病状にもよりますが長期間生きることが可能です。それに対して、末梢静脈栄養や皮下輸液では栄養が不足し、せいぜい2〜3カ月しか生きられません。

1　経腸栄養：消化管（胃や腸）を活用する生理的な栄養補給法で、消化管が使える場合は人工栄養法の中では第一選択となります。主に、次の二つの方法があります。

①経鼻胃管栄養

鼻から胃まで管を入れ、水分・栄養を送る方法。一日中、鼻からのどを通って管が入っているので、とても不快です。「お願いだからもう苦しめないで」と言う患者さんがいました。不快なあまり、自分で管を抜いてしまうと、抜かないように両手が縛られることがあります。感染症を防ぐために2週間ごとに管を交換しますが、そのときはとてもつらそうです。また、交換時に管が誤って肺に入ると、栄養剤が肺に入り、とても危険です。経鼻胃管栄養は苦痛が大きいため、4週を超える場合は、胃ろう栄養が勧められます。

最近は、「胃ろうは希望しないけれど、経鼻栄養はしてください」と言う家族がいますが、水分・栄養補給という意味ではどちらも同じです。どのような人に何のために使うかを考えてください。

②胃ろう栄養

皮膚と胃の間に短いトンネルを作って、そこにチューブを留置して、胃に直接栄養を送る方法。経皮内視鏡的胃ろう造設術（Percutaneous Endoscopic Gastrostomy：ＰＥＧ）という手術を行います。

手術は、局所麻酔下で内視鏡を用いて行い、所要時間は15分程度で、おなかに５㎜程度の傷がつくだけです。全身状態が極端に悪い場合や、１カ月以内に亡くなりそうな場合は造りません。

胃ろうは経鼻胃管に比べ不快感が少なく、誤って管を肺に入れてしまう危険もありません。再び食べられるようになった場合は、留置しているチューブを抜くと、半日ぐらいで自然に穴がふさがります。

以前、胃ろう造設で内視鏡を担当していたとき、局所麻酔なので本当は痛いはずですが、50人造った中で痛いと言った人はだれもいませんでした。だれも話すことができなかったからです。胃ろうが造設される高齢者のほとんどは、意思疎通ができない人です。

2　静脈栄養法：消化管が使用できない場合に、血管内に水分・栄養を送る方法で、二つの方法があります。

①中心静脈栄養

太ものつけ根や鎖骨の下にある静脈から心臓近くの太い静脈までカテーテルを入れ、高濃度の栄養を注入するもの。生きていくために必要な栄養を注入することが可能ですが、カテーテルが血管の中に留置されているため、しばしば感染症を起こします。そのため、カテーテルの入れ替えが必要になります。

②末梢静脈栄養

いわゆる点滴です。手足の細い静脈には低濃度の栄養剤しか注入できないため、これだけでは生命を維持することはできません。

3　皮下輸液法：胸部や腹部の皮下に留置したプラスチック針を通して、低濃度の栄養500～1000㎖を長時間かけて皮下に注入するもの。これだけでは生命を維持することはできません。全身状態が悪く、針を刺す血管がなくなった場合に行うことがあります。

点滴1本の栄養は、缶ジュース1本分しかない!?――Ⓚ

よく、「点滴の1本でもしてください」と希望する家族がいます。点滴1本でどれだけの栄養補給ができるのか、知っていますか?

通常使う5%グルコース500㎖点滴は、たったの100キロカロリーです。ちなみに、缶ジュース1本は多少バラつきはありますが約90キロカロリー、軽くよそったご飯1膳(140g)は235キロカロリー、栗まんじゅう1個127キロカロリーです。

そのため、2時間かけて点滴1本(500㎖)をしても、体に入る栄養はきわめてわずかです。気休めに過ぎません。患者さんの手足を縛ってまで点滴をする必要があるかどうかです。

それならば、高カロリー輸液があるではないかという人がいるかもしれません。確かに、1800㎖で約1600キロカロリーです。しかし、輸液の濃度が高いため、末梢の静脈は炎症を起こすので使えません。そのため、太ももや鎖骨の近くの静脈から、心臓の近くの太い静脈まで、カテーテルを挿入しなければなりません。

1カ月以上挿入したままにすると、カテーテルにバイ菌がついて感染症を起こし命取りになることがあります。そのためカテーテルを入れ替える必要があります。患者さんにとってもつらいことです。

医療者が、患者さんの体に針を刺したり、手術で切ったりする行為をしても逮捕されないのは、治療という正当な理由があり、治療に対する患者さんの同意があるからです。しかし、終末期の患者さんは、正当な理由も本人の同意もないのに、縛られてまで点滴が行われています。患者さんから同意が得られない場合の医療は、その正当性に対し十分な根拠が必要です。

介護5の母

98歳の母は、舌を時々出して食事を受けつけませんが、私は体が受けつけないのだと思います。そんなときは無理に食べさせなくてもいいですよと、施設の方にお願いをしております。

今日は3食とも食べたそうで非常にムラがありますが、それでいいと思います。胃ろうも点滴もお願いはしておりません。自然にまかせたいと思います。

［ピコちゃん］

素晴らしい記事をありがとうございます

私は胃ろうを造る側の人間です。こちらのお話を読んで、とても感銘を受けました。同じような風潮になれば……とは思うのですが、現時点で実行しようとするのはなかなか難しいと感じました。

まずは点滴信者の多いこと。食べられなくなった状況で、点滴もしてもらえないのかと考える人は、本人でも家族でもとても多いように思います。食事をしないからと来院され、点滴が連日のようになってくると、入院を希望されます。

入院となると、病院も慈善事業ではないのでコストを考えなければならなくなります。長期の末梢点滴でも数カ月で（命は）枯れてしまいますが、その間病院は赤字になることが多いのです。ベッドの回転をよくし、赤字を避けるためには次の行き先を見つけなければならない。行き先を見つけるには胃ろうが必要……という流れになってしまうのです。

胃ろう拒否の風潮とともに、点滴信者も減らないと、あるいはそういった患者でも赤字にならないようにしないと、小規模病院ではきついなと感じました。

［もも］

誤嚥性肺炎の対策として造った胃ろうなのに……——Ⓚ

２０１１年度の日本人の死因の１位は悪性新生物（がん）、２位は心疾患で、前年と変わりませんが、これまで３位だった脳血管疾患が４位に下がり、代わりに肺炎が３位に順位を上げました。肺炎は今も増え続けています。

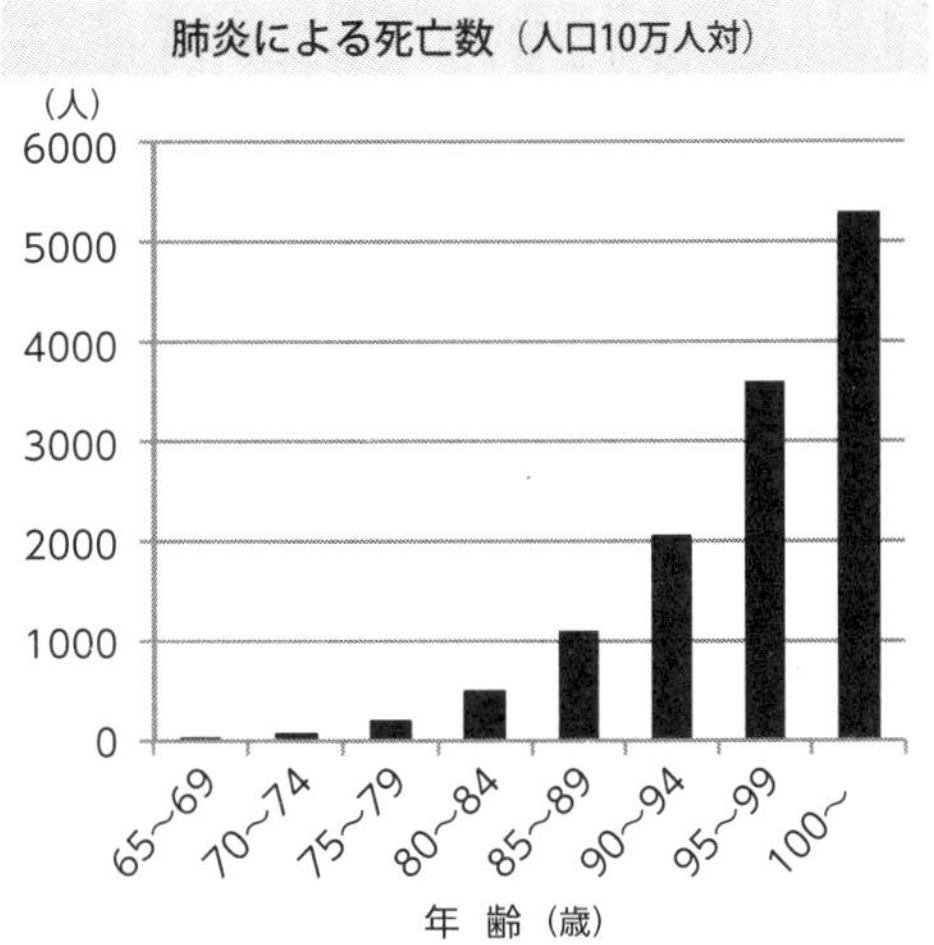

2014年人口動態統計より作図

肺炎による死亡が増えた最大の理由は、人口の高齢化です。高齢になるほど肺炎による死亡が増加し、80歳を超えると急増します（図）。肺炎で死亡する人のうち97％が65歳以上です。そのほとんどは、口の中の食べ物や雑菌、胃の内容物などが誤って肺の中に入る「誤嚥」によるものです。

健康な人は口の中の食べ物が滑らかに食道へ送られ、間違って肺に入ったとしても咳とともに吐き出されるので肺炎にはなりません。皆さんもあわてて食事をしたときにむせた経験があると思います。しかし、衰弱した高齢者や進行した認知症患者は、これらがうまくできません。また、口の中をきれいにしておくことが難しいので、寝ている間に口の中に残った食べ物のカスやバイ菌を唾液と一緒に誤嚥して肺炎を起こすことがあります。肺炎が治っても、その後誤嚥による肺炎を繰り返し、結局亡くなります。

誤嚥対策の一つとして行われるのが胃ろうです。本来、一時的に口から食べられなくなった子供のための栄養補給方法として開発されました。しかし、日本では栄養補給だけでなく、誤嚥性肺炎予防として、回復する見込みのない終末期の高齢者や進行した認知症患者に胃ろうが造られるようになりました。

ところが、胃ろうを造ったからといって、唾液の誤嚥や、食道や胃からの逆流による誤嚥は防ぐことはできません。多くの研究は、進行した認知症患者に胃ろうを造っても、栄養状態は改善せず、生存期間も延びず、誤嚥による肺炎の頻度も減らないと報告しています。そのため、私たちが訪れた欧米やオーストラリアの施設では、進行した認知症患者だけでなく、終末期の高齢者にも胃ろうを造っていませんでした。口から食べられるだけ、飲めるだけにしていました。そして、食べられなくなると2週間ほどで安らかに亡くなっていました。まだ訪れていませんが、フランスでも胃ろうはまったく造られていないそうです。「食べられなくなったから」「誤嚥を繰り返すから」、胃ろうを造るのではなく、胃ろうが真にその人のためになるのか、という視点が大切です。

胃ろうで幸福な暮らしができる人はほんの一握り——Ⓡ

今までに、何百人もの胃ろうの患者さんを見てきましたが、ほとんどの人は寝たきりで、何もわからず、物も言えません。そのうえ、気管切開部のカニューレ交換や痰の吸引のときは体を震わせて苦しみ、まるで拷問をしているように感じます。そして、経管栄養で5年以上生かされている人も少なくありません。

とはいっても、食べられなくなった原因により、人工栄養で生きる患者さんの姿は異なります。胃ろうで幸福に生きている人もいます。

以前、訪問診療をしていた76歳の女性認知症患者さんは、数年前に脳梗塞を起こしてから食事をするたびにむせるようになりました。そのため、自宅でご主人が胃ろうから栄養を入れています。時には、「イカの燻製《くんせい》が食べたい」と言って、ご主人を困らせることもあるそうです。

彼女は、私たちが訪問診療に行くことを楽しみにし、言葉は不明瞭ながらもよく話をします。週3回通っているデイサービスでは、歌を歌うことが楽しいと言っていました。口から物を食べられなくても、胃ろうからの栄養で人生を楽しめることは、素晴らしいと思います。しかし、彼女のような人はほんの一握りです。人工栄養で生きる意味を考えることが大切です。

孫の立場で……

自分の祖母も胃ろうが造られ、生きている限り物を飲み食いすることはない。そして今となっては何も見ない、動かない、話さない。私には「生き地獄」とも思える環境で彼女は一体何を思って、何を望んでいるのだろう。その答えは永遠に知ることはない。

それでもその無表情だが確かに生きている顔が見たくて施設に通ってしまう。楽にしてあげたい。でもやっぱり触れたい。

［マツ］

胃ろうの良い面もあります

私の母はパーキンソン病が進み3年前くらいから寝たきりになっています。いっとき口からの食事が困難になったので、胃ろうを造ってもらいました。ただ体調のいいとき、少しでも口からの食事がリハビリになると考え食べさせたりしていました。以前は体の自由がほとんどきかず、言うこともあまりまともとはいえなかったのですが、最近は、人間らしい話もでき、時には冗談も言うようになっています。胃ろうと尿道カテーテルがずっとついたままですが、単なる延命ではなかったと喜んでいます。

また、胃ろうがついていると、家族が忙しくて食べさせてあげる時間的余裕がないときにも助かります。（中略）

尊厳死ということには私も同感ですが、これはある意味、ある程度助かる確率があっても思い切りよく死を選ぶ、ということでもあると思っています。

［干物ヲヤヂ］

「死ぬから食べない」と書いてあるアメリカの内科の教科書――K

日本の医療は延命重視であり、一分一秒でも命を永らえさせることが使命だと思っている医師が少なくありません。そのため家族が、「食べるだけ、飲めるだけでいいので、点滴も経管栄養もしないで自然に看取ってください」と言うと、「餓死させる気か！」と怒られたり、退院を迫られたりすることがあります。

また、ある介護施設の看護師は、自然な看取りの経験を発表したときに、会場の医師から「結局、あなたがしたことは、患者を見殺しにしたに過ぎない」と非難されました。

石飛幸三先生の著書『「平穏死」という選択』の中で紹介されているように、『ハリソン内科学』には「死期が迫っているから食べないのであり、食べないことが死の原因になるわけではない」と書かれています。『ハリソン内科学』とは、欧米の医学生ならだれもが学ぶ有名な内科の教科書です。学生だけでなく、研修医や一般内科医師も常に手元に置く本です。日本でも英文原書だけでなく、邦訳版も出版されています。さっそく、手元にある『ハリソン内科学』(邦訳版第3版、英文原著第17版)を開いてみました。

第1章に「緩和ケアと終末期ケア」の項目がありました。最終章ではないところがすごいところです。石飛先生が紹介した記述がある個所には、終末期の患者とその家族への対応が、具体的かつ詳細に書かれていました。例えば、以下のようなものです。

◎経口、輸液、経管などで栄養を入れても、症状を軽減したり、延命したりすることはできない。

◎終末期の脱水に対して、家族は「患者は口渇で苦しみ、脱水で死ぬだろう」と不安に感じるが、「末期の脱水では症状が出る前に患者は意識を失うため、苦痛はない」と家族や介護者に教えて安心させる。
◎経静脈栄養は、肺水腫や末梢の浮腫を増悪させ、死の経過を長引かせることがある。
◎嚥下困難状態（飲み込みが悪くなった状態）では、経口摂取を強いてはならない。
◎無呼吸や呼吸困難に対して、意識のない患者は窒息や空気飢餓感で苦しむことはない、と家族や介護者に教えて安心させる。

治療方法の選択については、以下のような記載がありました。

「すべての治療（医学的介入）は不利益（負担）と利益の両方を併せ持っており、通常の治療と特別な治療を区別して考えることは倫理的でない。個々の患者にとって、負担が利益を上回る時はどのような介入も行うべきでない」と。

ここでいう「特別な治療」とは、人工呼吸器、血液透析、人工栄養などです。

これはきわめて重要な考え方です。今の日本の高齢者の終末期医療には、残念ながらこの考えがありません。

例えば、高齢者の終末期に胃ろうを造るかどうか（特別な治療）、あるいは単に末梢から静脈栄養するか（普通の治療）の二つの選択肢があるとします。その場合、どちらの治療であっても患者の負担が利益を上回るときは、行ってはいけないということです。

日本の教科書に終末期医療の記載は見当たらない

一方、日本の内科学の教科書には、終末期医療に関する記述はまったくといっていいほどありません。日本では終末期医療に関する講義を行っている大学もきわめてまれです。高齢者が安らかに死を迎えるための医療については、研究も教育もされていません。

そして現状は、医療の進歩が安らかな死を妨げています。今後はＱＯＬ（生活・生命の質）を重視する終末期医療の教育が必要です。わが国の医学教育が改善されることを願ってやみません。

食べたくなくなったら、食べない

私の父は自他ともに認める大食漢でした。元気な頃、食べられなくなったら死ぬときだと話していたのですが、正しくは「食べたくなくなったら死ぬとき」でした。

人間は体が不自由になっても、食べたかったら何としてでも食べようとするものです。

父は亡くなる2カ月程前から、少しずつ食べる量が減り始め、「不思議だな……食べたいと思わないんだよ」と言うようになりました。そして体が少しずつ小さくなり、とても穏やかに幸せそうに逝きました。

もし、食べたがったら何としてでも食べさせてあげたかったと思いますが、あの父が食べたがらなかったのですから、体が自然に逝く準備をしていたのだと思います。ですから、何に対しても決して無理をしないで様子をしっかり見ながら自然に任せるのが良いのではないでしょうか？　それが、父の最後の教えです。

［伊藤公子］

三回忌が過ぎました。

91歳で逝ってしまった母は、父が死んでから17年元気に一人暮らしをしていましたが、ある日動くことが困難になり救急車で入院。駆けつけると、元気そうに夕食を食べているところで、一安心。（中略）

次の日、病院から、夜の間に軽い脳梗塞を起こしたようだと連絡がきて駆けつけると、顔の左が、麻痺していてすっかり表情が変わっていた。幸い軽い脳梗塞だったので、会話も普通に近くできるし、食欲もだんだん出てきたし、私も忘れてる久しぶりに会う人たちの名前もすぐわかるし、ちょっと安心した。しかし、2カ月が過ぎた頃から、だんだん食欲も減退してきて、大好きだった極上のマグロの大トロもあまり食べなくなり、しまいには、嚙まずに吐き出すように。「無理しても食べないと死んじゃうぞ」とよく怒ったものだが、今は後悔している。
本人はよく「最期は延命をしないで楽に死なせてくれ」と言っていた。担当医も賛成で、点滴と最期は酸素だけで余分な管も機械もなしで、本当に木が枯れるように、安らかな臨終だった。一瞬、なにが起こったか分からないほど。（中略）
母が食べ物を吐き出すようになったことを、「食べることを拒絶した」「半分、自殺」みたいに思って悩むこともあったが、この記事を見つけてよかった。
[simatta512]

自然な看取りは餓死とは違う

終末期の高齢者に胃ろうも点滴もせずに看取る国があるという話をすると、決まって「餓死させるのか」「飢えや脱水で、苦しんで死ぬのでは」といった質問が返ってきます。

おなかがすいて苦しいのが〝飢え〟で、飢えで死んでいくのが〝餓死〟です。空腹を強く感じるからこそ苦しいのです。終末期の高齢者は食欲がほとんどありません。胃腸も弱り、食べ物も受けつけません。仮に何か食べたいとしても、ほんの少し食べ物を口にするだけで満足します。つまり〝飢え〟や〝餓死〟ではありません。

また、〝口渇〟を訴えるときは、少量の水や氷を口に含ませてあげるだけでのどの渇きは癒やせます。点滴ではのどの渇きを癒やすことはできません。

日本にも自然な看取りをしている病院、老人介護施設があります。「皆さん眠るようにして亡くなられます」と言います。私たちが訪れた欧米やオーストラリアの施設でも同じ答えが返ってきました。

胃ろうも点滴もしないで、眠るように安らかに亡くなる、という事実を裏づける研究があります。動物を脱水や飢餓状態にすると脳内麻薬であるβ-エンドルフィンやケトン体が増えます。これらには鎮痛・鎮静作用があります。自然な看取りで亡くなった方にも同じことが起こっているはずです。

本当は、1日500㎖の点滴も勧めたくない——Ⓡ

老衰や認知症の終末期になると、食べたくないと言ったり、食べさせようとしても口を開けなかったりします。また、無理に食べさせるとむせることもあります。

私の勧める認知症治療病棟では、そのようなとき、栄養をどうするかについて家族と話し合います。ほとんどの患者が自分の希望を言えないからです。家族には「自分の希望を言うのではなく、本人ならばどうしたいかを推測してください」と言います。そして次の五つの方法を提案します。

①鼻腔からの経管栄養
②胃ろうからの経管栄養
③中心静脈栄養
④末梢静脈栄養（いわゆる点滴）
⑤食べるだけ、飲めるだけ

最近は、多くの家族が延命を望まなくなりました。その理由は、本人が認知症になる前から延命を望んでいないからです。そのため、①、②、③は希望しません。しかし、多くの家族は「点滴はしてほしい」と言います。通常量（1日1000〜1500㎖）の点滴を希望する場合は、中途半端な延命になるので、1日500㎖にすることを家族に了解してもらいます。そしてそのとき、点滴1日500㎖は水分と栄養補給の面からは意味がなく、2〜3カ月生存期間を延ばすに過ぎないことをはっきり説明します。

今までに点滴1日500㎖を行い、亡くなっていった患者さんの様子をお話しします。

通常の点滴1日1000〜1500㎖を500㎖に減らすことで、痰の量が著明に減り、ほとんど痰の吸引をしなくてもよくなりました。そのため、患者さんは痰の吸引という苦しみから解放されました。また、点滴量を減らすことで脱水になり、それにより意識がなくなり、点滴を減らしてから2～3カ月後に安らかに亡くなりました。発熱もむくみも生じませんでした。亡くなるまでの間に、家族は十分別れを惜しむことができました。また、家族や看護師は、少量であっても点滴を行うことで、「何もしない」という後ろめたさが減りました。私自身も「あの医師は点滴も何もしないで非人道的だ」と非難される心配が減りました。

しかし、2～3カ月間死期を不自然に延ばすため、患者さんはひどくやせ、骨と皮だけになってしまいました。体圧分散マットレスを使用しても、体位変換を行っても、褥瘡ができた人がいました。やせ細っていく患者さんに対して、私たちの都合で死期を延ばしていることに、申し訳なく思いました。

そのため今では、1日500㎖であっても、点滴を行うことを勧めません。欧米では倫理的な問題から、終末期の高齢者に点滴は行いません。自然な亡くなり方ではないからだと思います。40年前の日本も、高齢者は点滴を受けずに、自宅で穏やかに亡くなっていました。

安らかな死を迎えた人は、経管栄養・点滴なしだった――Ⓡ

ここで、私が診療していた患者さんで、経管栄養や点滴をしないで安らかに逝った方たちを紹介したいと思います。

1　けげんな顔をしたお嫁さんも納得

90歳のアルツハイマー病のAさんは、自宅でアルツハイマー病の妻と息子夫婦と穏やかに暮らしていました。息子夫婦は、お父さんと音楽を一緒に聴き、献身的な介護をしていました。

訪問診療を始めた頃は簡単な会話ができましたが、認知症が進行すると歩くことも座ることもできなくなりました。家族の顔もわからなくなり、笑顔もなくなりました。食べる量が減ってきたので、家族に延命を望むかどうかを聞いたところ、延命はしないで自宅で看取りたいとのことでした。

お嫁さんは、食べなくなったときは点滴するものと思っていたので、私が「点滴をしても少し延命するだけで、本人にとってよいことはないです。かえって、しないほうが安らかに死を迎えられます」と説明すると、けげんな顔をしていました。結局、点滴しないことになり、数日後に眠るように亡くなりました。亡くなる前日までバナナを少し食べていました。「こんな穏やかな死に方もあるのですね」と、お嫁さんから感謝されました。

2　最期まで話すことができた96歳の女性

一人で座ることができないほど認知症が重症な96歳のB子さんです。亡くなる4カ月前から食欲がなくなり、食べる量が減ってきました。唯一の身内である甥御《おいご》さんに、「重度のアルツハイマー病と老衰により食事の量が減ってきています。延命を望みますか？」と聞いたところ、「自分はいつまでも生きていてほしいけれど、叔母は延命されることを望まない人なので、延命はあきらめます」と言いました。

食べるだけ、飲めるだけとしていましたが、亡くなる1カ月前から食事は数口になり、2週間前には少量のお茶のみになりました。亡くなる4日前には「食事は要りません、温かいお茶が飲みたいです」と言い、2日前は「ごめんね、お茶は欲しくないのよ」、前日に「してほしいことはありますか」と聞くと、「いっぱいあります、ありがとう。そばにいる？　いてくださいね」「う〜う〜」と少し苦しげでした。死亡当日、甥御さんがまもなく来ることを伝えると、うっすら開眼して「あ〜そうかい」と言い、その8時間後に安らかに亡くなりました。

最期まで話すことができました。

3　亡くなる2週間前からほとんど食べず

重度のアルツハイマー病のC子さん（84歳）は、一人で座ることもできませんが、簡単な会話はします。腹部に大動脈瘤《りゅう》があり手術をしましたが、再び破裂する可能性があります。腎臓が悪く、血液透析が必要ですが透析中はじっとしていられないので、ご主人と息子さんは透析を希望しませんでした。点滴や経管栄養を行えば胸水がたまり、胸が苦しくなる可能性があるので、ご家族との話し合いにより、食べるだけ、飲めるだけにしました。ご主人は、はじめは長年連れ添った妻なので元気になるならば透析でも経管栄養でも何でもしてほしいと思っていました。しかし、私と息子さんからそのような治療は本人を苦しめることになると言われ、結局、希望しませんでした。

亡くなる2カ月前から食事量は半分に減り、2週間前からはほとんど食べなくなりました。そのころから傾眠がちになり、「食べるよ」と二口食べましたが飲み込まず、声をかけると目を開けますが、すぐに目を閉じて「こわくてさ（こわいは北海道弁で、だるいの意味）」と言いました。11日前には苦しいかと聞くと「いいや」と言い、10日前には「何ともない。話しかけないで」と眉間にしわを寄せました。そして、「お茶を飲みたい」とお茶を飲み、水ようかん1個を食べました。9日前にはアイスクリームを「食べる」と言って半分食べ、その後に「もういいわー」と言いました。5日前にはプリンを「食べる」と言って三口食べました。3日前に返事をした後は目をつむり、発語もなくなりました。そして穏やかに眠りにつきました。発熱や痰はありませんでした。

この三人のように、点滴や経管栄養をしなくても苦しむことはありません。むしろ最期まで話すことができて、安らかに亡くなっていきました。これが本来あるべき最期の姿なのだと思います。

これまで私たちが受けてきた医学教育は、たとえ亡くなることがわかっていても治療を続け、一分一秒でも患者さんの命を永らえさせることが命題でした。患者さんが楽であるかどうかはあまり考慮しません。残念ながら、医療の発達が安らかな死を妨げていると思います。

コラム

「安楽死」と「尊厳死」――K

２０１４年11月1日、末期の脳腫瘍に侵されたアメリカ人のブリタニー・メイナードさん（29歳）が医師から処方された致死量の薬を飲んでオレゴン州の自宅で亡くなりました（オレゴン州では自殺幇助《ほうじょ》が認められています）。この事件は、米国だけでなく、日本でも大きく報道されました。

アメリカの報道機関は彼女の最後を“Death of dignity（尊厳死）”と書きました。ちなみにオレゴン州の法律の名称も“Death with dignity act（尊厳死法）”です。しかし、日本語の尊厳死とはまったく意味が異なります。

日本でいう「尊厳死」とは、不治で末期に至った患者が、本人の意思に基づいて死期を引き延ばす延命措置を断り、自然の経過で亡くなる死のことです。これに対し、「安楽死」は、医師など第三者が薬物などを使って患者の死期を積極的に早める死のことです。

したがって、ブリタニーさんのように医師が処方した致死量の薬物を飲んでみずから命を絶つ死は、日本語では「安楽死」あるいは「医師による自殺幇助」であり、尊厳死ではありません。しかし、米国で“Death of dignity（尊厳死）”と報道されたので、日本の一部の報道機関が安楽死ではなく尊厳死として報道し読者に混乱が生じました。

日本では、ブリタニー・メイナードさんのような場合を積極的安楽死、延命措置を断り自然の経過でなくなる尊厳死を消極的安楽死という人がいます。しかし、尊厳死とは「命を積極的に断つ行為」ではないため、積極的、消極的にかかわらず、安楽死ではありません。

第5章

欧米に寝たきり老人はいない

欧米にはなぜ寝たきり老人がいないのか――Ⓚ

ヨーロッパの福祉大国であるデンマークやスウェーデンには、いわゆる寝たきり老人はいないと、どの福祉関係の本にも書かれています。他の国ではどうなのかと思い、学会の招請講演で来日したイギリス、アメリカ、オーストラリアの医師をつかまえて聞くと、「自分の国でも寝たきり老人はいない」とのことでした。一方、日本のいわゆる老人病院には、一言も話せない、中心静脈栄養や経管栄養の寝たきり老人がたくさんいます。

不思議でした。日本の医療水準は決して低くありません。むしろ優れているといってもいいくらいです。

「なぜ、外国には寝たきり老人はいないのか?」

答えはスウェーデンで見つかりました。2007年に、認知症を専門にしている妻と一緒に、認知症専門医のタークマン先生の案内で、ストックホルム近郊の病院や老人介護施設を見学させていただきました。予想どおり、寝たきり老人は一人もいませんでした。胃ろうなどの経管栄養の患者もいませんでした。

その理由は、高齢者が終末期を迎えると食べられなくなるのは当たり前で、経管栄養や点滴などの人工栄養で延命を図ることは非倫理的であると、国民みんなが認識しているからでした。逆に、そんなことをするのは老人虐待という考え方さえあるそうです。

日本のように、高齢で食べられなくなったからといって経管栄養や点滴はしません。肺炎を起こしても抗生剤の注射もしません。内服投与のみです。したがって両手を拘束する必要もありません。つまり、多くの患者さんは、寝たきりになる前に亡くなっていました。寝たきり老人がいないのは当然でした。

欧米がいいのか、日本がいいのか

欧米がいいのか、日本がいいのか、わかりません。しかし、まったく物も言えず、関節も固まって寝返りすら打てない、そして、胃ろうを外さないように両手を拘束されている高齢の患者を目の前にすると、人間の尊厳について考えざるを得ません。

妻と私は「将来、終末期になり、食べられなくなったときは、胃ろうを含む人工栄養などの延命措置は一切希望しない」と書面にして、かつ、子供たちにも、その旨しっかり伝えています。

このブログに対してたくさんのコメントが寄せられました。批判的な意見は数件のみで、あとはすべて私たちの考えに賛成するものでした。中でも、実際にイギリス、スウェーデン、アメリカで高齢者の終末期医療の現場を見た方からのコメントは説得力がありました。

イギリスでの逝き方の例

長らく英国で暮らし、二人の義祖父の逝き方をまぢかで見た経験をお伝えしたいと思います。一人目の義祖父は94歳で亡くなるまで一人暮らしでした。これは何も特別なことではなく、ほとんどの老人は自立しています。

歩けなくても、心が子供や病院に頼ることがないという意味での自立です。「老いた」という理由だけで子に従い世話になる、という思想自体だれからも聞いたことがありませんでした。もちろん病気があれば、病院にお世話になりますが、親が子供に介護されることはまずありません。

ヘルパーやドクターの訪問が充実しており、大きな問題がない限りは自宅でテレビを見て、または外の風景を見て過ごします。家族は土曜日のサンデーランチに兄弟が交代で、親をパブへ連れ出します。これが唯一の外出です。日本人的観点からすると、さぞ寂しかろうと思ってしまうのですが、老いても一人でいられる、というのが彼らの誇りなのです。

風邪をこじらせ肺炎で入院してからは「私はもう十分に生きたから、食事は必要ありません」と食物の摂取をやめ、10日ほどで静かに亡くなりました。最後まで意識はありましたが、娘たち以外の面会はすべて断り、昔話をして過ごしました。孫やひ孫たちは、病院での姿を見ていません。

二人目の義祖父も一人暮らしでした。夜中にベッドから落ちて腰を痛め、救急で運ばれました。私たちがお見舞いに行くと存外に元気で、ナースを呼び止めてはストッキングの色を褒めたりしていました。でも、肺炎を発症してからはホスピスで過ごすことを望み、ひと月ほどで亡くなりました。

「子に頼らない老後の覚悟を持てる社会作り」という選択肢もあればと心から思います。

［花子］

スウェーデンと日本の違い

スウェーデンへ留学しておりました。やはり寝たきり老人は存在せず、驚いておりました。世界中からの留学生がいて、議論したことを覚えています。

1. 宗教観が違い、死に対する考えが違う。キリスト教では脳死が人間の死であり、意識がないことはたとえ息をしていても死である。当然、胃ろう、中心静脈栄養等の行為は再生を妨げるため、悪であるとの認識があるようです。

2. 最終決定権が医師にある。治療決定をするときには頻回に議論しますが、家族が延命措置を望んでも最終決定権が医師にあり、断ることができます。

今の日本では延命治療はなくならないのではないでしょうか？

［けいぞー］

自然な移り変わり

北米で義父がホスピスで亡くなりました。老人用生活施設と一体型なので（別棟）、終末が近くなってからそちらに移動しましたが、生活施設の職員の方々も遊びに来てくれて、非常に家族的な雰囲気でした。

亡くなる４日前に遊びに行き、３時間ほど思い出話をしました。点滴も胃ろうもなしです。ただ、彼が飲みたいときに水やオレンジジュースをストローで飲んでいました。係の看護師さんに聞いたら、体がもう食べ物を欲しがっていないので、こういう段階ではそれが自然なことなのだと。

痛みのコントロールはきちんとしていましたし、仕事が終わって帰る職員の方々が、何人も病室にたちよって〝じゃーねー〟と声をかけてくれていました。自然な逝き方だと思いました。

［ダグのファン］

外国の自然な逝き方と比べ、意識がないのに、点滴や経管栄養で生かし続ける日本の高齢者終末期医療は何かおかしいと思わざるを得ません。高齢者の終末期には点滴も経管栄養もしないというスウェーデンでの新発見をきっかけに、諸外国の実情をこの目で確かめるため、私たち夫婦の外国の終末期医療を見てまわる旅が始まりました。

「人生は楽しむためにある」をモットーにスウェーデン（ストックホルム）――Ⓡ

まずはじめは、今回、旅のきっかけとなったスウェーデン、ストックホルムの高齢者介護施設から詳しくお伝えします。

2007年9月、夫と私はスウェーデンに行きました。夫がストックホルムでヨーロッパ呼吸器病学会に出席し、その後一緒にスウェーデンの認知症医療・介護の現場を見学することが目的でした。

ストックホルムでは、アニカ・タークマンさんという女性の老年科医師が認知症の医療と介護の現場を案内してくれました。１９８７年にスウェーデンで初めてメモリークリニック（認知症外来）を開いた認知症の大家です。

○若年性認知症グループホーム「ストックサンド・ガーデン」

若年性認知症の人のためのグループホームで、24人が入所していました。看護師の人数は二人、医師の訪問は1週間に1回です。2年前にオープンし、2年間で六人がこの施設で亡くなりました。誤嚥で1年間に三人を病院に搬送しましたが、全員短期間で戻ってきて、結局、この施設で亡くなりました。認知症は死に至る病気なので、食べられなくなっても点滴や経管栄養はしません。

日常生活では散歩を重視しており、そのために柵で囲まれた広い庭がありました。庭にはテーブルやいすがあり、案内してくれた職員は、「人生は楽しむためにあるので、家族やボランティアの助けを借りて、入所者のためにここでよくパーティーを開きます」と話していました。昼食に誘われ、入所者と同じ食事をごちそうになりました。食事は、スウェーデンではよく食べるというニシンのフライにホワイトシチューをかけたもの、ゆでたジャガイモ、ニンジンの千切りで、意外に質素でした。しかし、ジャガイモはとてもおいしく、正直言って私たちが住む北海道のものよりおいしく感じました。そして驚いたことに、ビールが出ていました。アルコール度数は2・5%と薄いのですが、アルコール依存症の人でなければ、毎日飲んでもよいそうです。日本では若年性認知症の人に毎日お酒を出すことは考えられません。この国の人はお酒が好きで強いということが背景にあるようです。生きている間は人生を楽しみ、死ぬときは潔く死ぬ、わが国とは生き方が違うと感じました。

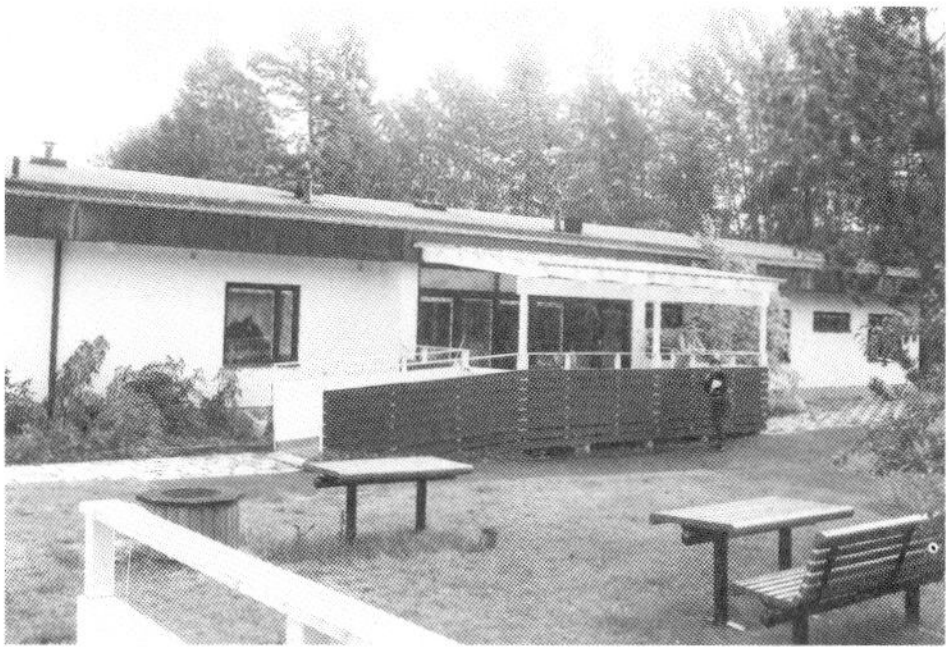
ストックサンド・ガーデンの庭

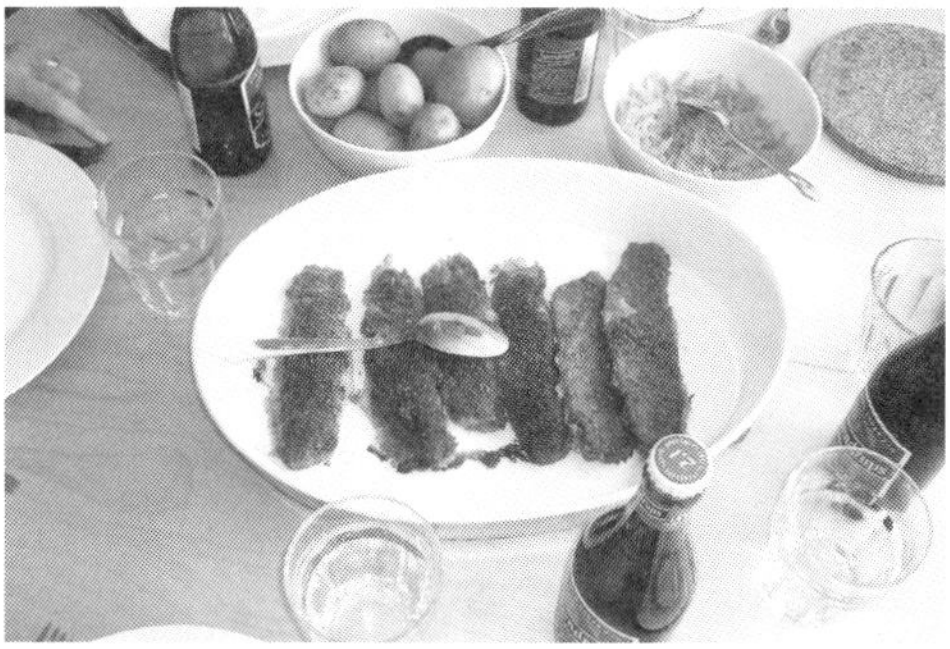
同　入所者の昼食

○ナーシングホーム
「ブロムステル」

民間のナーシングホームです。この国でナーシングホームは、介護度合いが高かったり、医療サービスが必要だったりする高齢者の施設です。医師が定期的に訪問し、看護師は入居者一人当たり0・12人が配されています。居室は個室で、トイレ、浴室／シャワーがあります。

今回の見学ではタークマン先生が、私たちも施設の入所者と同じ昼食が食べられるように計らってくれました。貴重な体験でした。

ここでの昼食は、レストランのようで、何種類もの料理から選ぶことができました。もちろんワインは飲み放題でアルコールは食事につきもののようです。スウェーデンの高齢者を見ていると、施設にいる日本の高齢者にも毎日お酒を飲ませてあげたいと思いました。日本でも最近は、毎日お酒が飲める施設がありますが、その数はまだ少ないと思います。

「人生は楽しむためにある」、名言です。

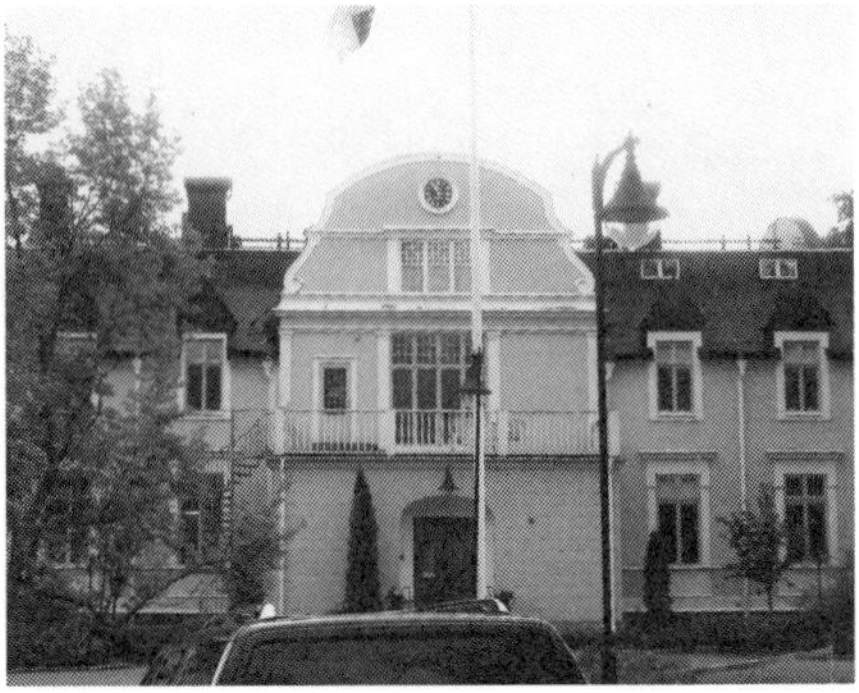

ブロムステル

認知症の人も自由に散歩できる国

スウェーデンでは高齢者施設の入所者には、食事やお酒を楽しむこと以外にも、自由というものがありました。認知症の人は道に迷うので、スウェーデンでも散歩には職員がつき添います。施設で会った80歳代の認知症の女性は、毎日定時に一人で散歩をしようとし、職員がついていくのをいやがります。一人で行こうとするのを止めると、窓ガラスを割ってでも外に出ていきます。そのため施設と家族が話し合いをして、GPS機能のついた携帯電話を持たせて、1日2時間だけ一人で散歩することを許可しました。日本の施設では、よほどしっかりしている人を除き、認知症の人は一人で散歩することが許されていません。事故でも起きれば、施設が管理責任を問われるからです。

日本では2007年、家族が介護疲れでうとうとした隙に、家から出ていった認知症の男性（当時91歳）の踏切死亡事故がありました。JR東海が遺族に対して損害賠償を求める訴訟を起こしました。一審、二審とも遺族の過失を認め、91歳の妻に対しJR東海へ賠償金を支払よう判決が出されました。もし、最高裁でもJR東海の訴えが認められるならば、日本中の認知症患者は家あるいは施設に鍵をかけて閉じ込められることになります。そんなことが許されるはずもありません。このような認知症患者の起こした事故については、家族に賠償を求めるのではなく、社会的賠償制度で被害者（この場合、JR東海）を救済すべきだと思います。

さて、外出制限も含め、日本では高齢者の行動は制限されることが多いのです。例えば、ある病院では、寝たきりですがベッドの中で体の動きが激しい高齢者の胴体と手を、布ベルトで柵に縛っていました。足が柵にはさまり骨折する危険があるからという理由です。このように縛ってまで安全を優先します。それに比べ、スウェーデンでは自由と引き換えに、それに伴う危険を国民が受け入れているように思えます。そういう国民性の違いが、高齢者の医療にも反映しているのではないでしょうか。

スウェーデンの高齢者の医療と福祉

スウェーデンでは、１９９２年に医療・保健福祉改革（エーデル改革）が行われました。高齢化と金融危機で社会保障財政が逼迫《ひっぱく》していたからです。改革の目的は、社会的入院の解消と高齢者の生活の質の向上でした。医療は県が、福祉は市町村が担当し、約５４０の長期療養病院を介護施設（ナーシングホーム）に変え、市町村に移管しました。

病院での治療が終了すると、市町村は患者の退院先を見つけなくてはなりません。退院しないと5日目以降の入院費用は市町村が負担することになるからです。そのようにして退院が促されます。また、入院期間も日本と比較するととても短く、心筋梗塞は5日間、乳がんや骨折は手術当日に施設に戻ってきます。そのため、十分なリハビリテーションが受けられずに車いすの生活になったり、十分な検査がされていなかったりなど問題も多く、ナーシングホームが病院化しているとタークマン先生は話していました。

スウェーデンでは、施設に入っている高齢者はそのまま同じ施設で看取られます。日本のように、病状に応じて施設や病院を転々とすることはありません。肺炎ぐらいでは入院せず、訪問診療の医師から内服薬が処方されます。日本だったら助かる人も、ここでは死んでいる可能性があると思いました。

過少でも過剰でもない医療が理想ですが、医療はその国の医療制度が反映されるので、その実現はなかなか難しいといえます。スウェーデンの高齢者医療は過少医療かもしれません。しかし、よいこともあります。日本のように縛ってまで過剰な医療を行いません。人生の終わりが近づき食べなくなった人は、点滴や経管栄養を行わずに、食べるだけ、飲めるだけの自然な死に委ねられます。わが国とは対照的です。

入所者が介護施設で亡くなった場合、医師はすぐ駆けつける必要がありません。たいてい2～3日間遺体は施設に安置されるので、その間に医師は死亡を確認すればよいのです。

スウェーデンは延命措置を行わないので、日本より平均寿命がさぞ短いだろうと思って調べてみると、2012年はスウェーデン81・7歳、日本83・1歳でした。予想していたほどの大きな差はありません。わが国の濃厚な終末期医療や延命措置も、寿命を1年半延ばすに過ぎません。

私たちはスウェーデン＝高福祉と考えますが、高齢者の場合は高福祉ではないようです。高齢者ケア関連予算は高齢者が増加する中で削減されています。その理由は、高齢者の生活環境や健康は、国の優先課題ではないからです。

あるグループホームで、女性入所者が96歳の誕生日のお祝いをしてもらっていました。そのとき、タークマン先生が「スウェーデンでグループホームに入るのは、自分の家と施設の区別がつかないほど認知症が進んだ人です。そのため本当は、この人は入所するにはまだ早すぎるのです。このレベルの人が入ってしまったら、施設はすぐいっぱいになってしまいます」と話していました。それを裏づけるがごとく、スウェーデン認知症家族会の会長は、「認知症の人がなかなか施設に入れないので、自宅で介護する家族の負担が大きい」と、不満をもらしていました。高福祉の国と思っていたのに意外でした。実際に80歳以上の高齢者の施設入所率は下がってきており、28％（1980年）から14％（2012年）になりました。福祉予算削減以外にも、住み慣れた土地で暮らすために、高齢者ケアの流れは施設介護から自宅介護へと変わってきています。しかし、施設介護が必要であったり、施設介護を望むお年寄りがいたりするのも事実です。

私たちの住む北海道は高齢者の施設が多く、特別養護老人ホームを除くと、認知症はそれほど重度でなくても少し待てば施設に入ることができます。案外日本は、高齢者福祉では恵まれているのでは、と思うようになりました（もちろん、そうでない都市もありますが）。

２００７年にストックホルムで私たちが見学したときは、認知症のグループホームは一戸建てが少なく、ほとんどが大きな介護施設の一角にありました。一戸建ては、経済効率が悪いからです。日本は、これからますます高齢者が増えて、医療費と福祉予算は足りなくなることが予想されます。今のうちに、少ない費用で高齢者の医療と福祉を行えるように、策を練ることが必要です。

政府が終末期医療を主導
オーストラリア（メルボルン）――Ⓚ

スウェーデンのストックホルムでは、終末期の高齢者に点滴や経管栄養などをしないこと、そしていわゆる寝たきり老人はいないことを知って、他の国ではどうだろうか、と気になりました。ストックホルムから帰ってきてちょうど一年後にチャンスがやってきました。私たちの知り合いでソーシャルワーカーの岩本喜久子さんの紹介で、１週間ほどメルボルンにある緩和医療サービスセンターを訪れることができました。

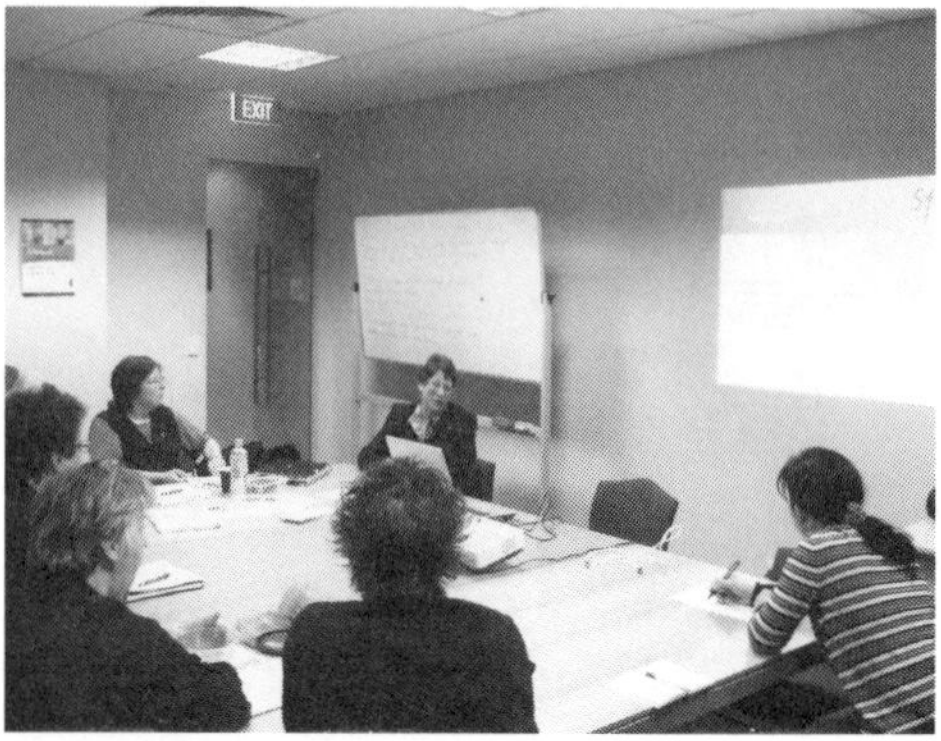

バンクシア緩和医療サービスセンターでのミーティング（右端が礼子）

○「バンクシア緩和医療サービスセンター」

メルボルンは人口約400万人で、市内に七つの緩和医療サービスセンターがあります。私たちが訪れたバンクシア緩和医療サービスセンターは北と西地区の一部を担当しています。年間予算は約1億円で、政府から80％、残りは寄付で運営されています。毎月110～120人がこのセンターから在宅緩和医療サービスを受けています。その多くはがん患者ですが、認知症患者も含まれています。経管栄養や点滴の患者は一人もいません。

○訪問看護に同行して

担当看護師のジュリー・ウィルソンさんと一緒に、メルボルン郊外の二人の患者さんのお宅を訪問しました。車で30分ほどのところでしたが、広々とした道路の両側に平屋建ての家が並び、いずれも大きな庭がありました。日本でいえばまさに高級住宅街ですが、ここは低所得者が住んでいる地域と聞き、びっくりしました。

一人は57歳の女性で胃がんが全身に転移しており、余命一年と告知されていました。今後、がんが進行したら、どこで死にたいかを本人に聞くとのことでした。

もう一人の患者さんは膵臓がんの65歳の男性で、腹痛に対して痛み止めの麻薬（モルヒネの持続皮下注射）を使っていました。それでも痛みが強いため、センターに戻ってから担当医に報告するとのことでした。

日本だったら、この病状なら二人とも入院していると思いますが、ここではなかなかできません。仮に緩和病棟に入院しても、後述するように3週間で退院しなければなりません。

亡くなったときは救急車を呼ばず、電話で看護師を呼びます。死亡時は訪問看護師がまず赴《おもむ》き、翌日の朝に家庭医が来ます。なお、一人暮らしの人は自宅で死にたいと希望しても、介護費用がとても高いので、親戚などの世話がなければ難しいとのことでした。

日本と違い、オーストラリアでは18歳から終末期に受ける医療の希望を記しておく「事前指示書」を書くことができます。親や家族など大切な人を亡くした後のグリーフケア(注)は1年間行われます。

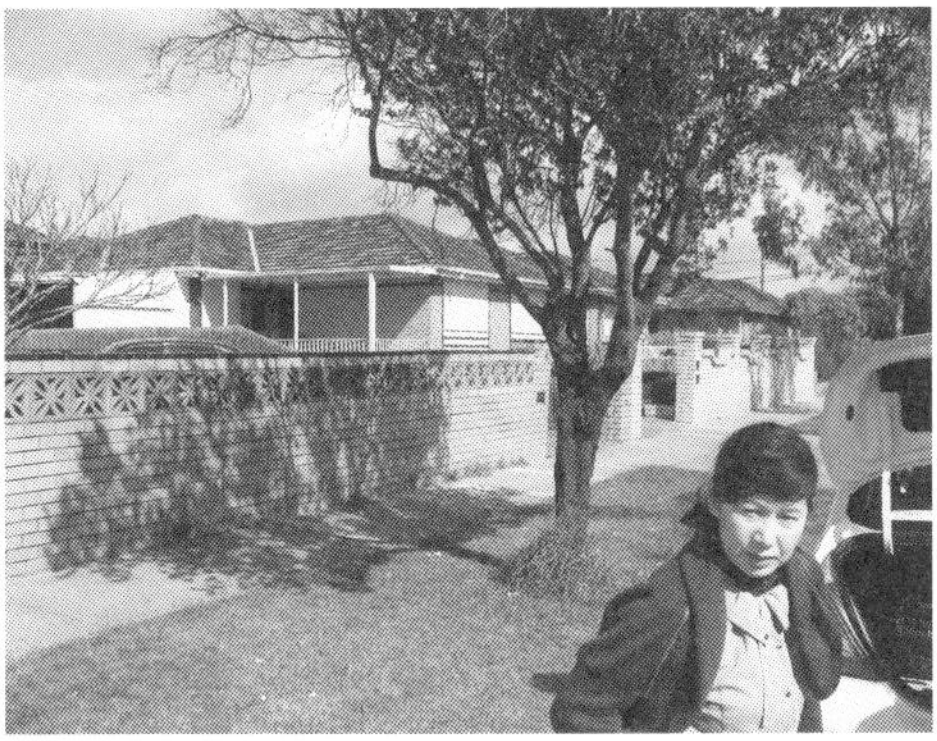
訪問看護先のお宅

（注）大切な人を亡くし、悲嘆にくれる人への支援。

○「カリタス・クリスティ・ホスピス病院」

病床数30で、70歳前後の患者が多く、がん患者が90％を占めます。医師と現地在住の日本人看護師から説明を受けました。予算はすべて国から出ており、初診料として50オーストラリアドル（約４５００円）かかりますが、あとはかかりません。常に50人程度が入院を待っています。入院の決定は緩和ケアチームが行います。家族と本人が入院を望んでも希望どおりにはいきません。

日本と違い入院期間の制限があり、原則３週間以内です。３週間を過ぎると診療報酬が削減されるので、退院して自宅あるいはナーシングホーム（高齢者介護施設）などへ移らなくてはなりません。ホスピスであっても疼痛緩和が終了すれば退院しなくてはならないことに驚きました。日本の緩和ケア病棟は亡くなるまで入院していられます。

経管栄養や点滴は行わず、輸液が必要なときは生理食塩水の皮下輸液を行うことがありますが、それは患者の１割程度です。きわめてまれに胃ろうの患者が入院することがありますが、その場合は患者と家族に胃ろうの長所と短所を説明し、胃ろうを外すとのことでした。また、家族のためのレスパイトケア（注）もあるそうです。

（注）介護している家族を一時的に休息させるために、短期間患者を入院させる家族支援サービス。

○ナーシングホーム「アッシー・イタリアン・コミュニティセンター」と「バッセイ・ハウス」

オーストラリアは移民の国なので、それぞれの国単位の介護施設があります。

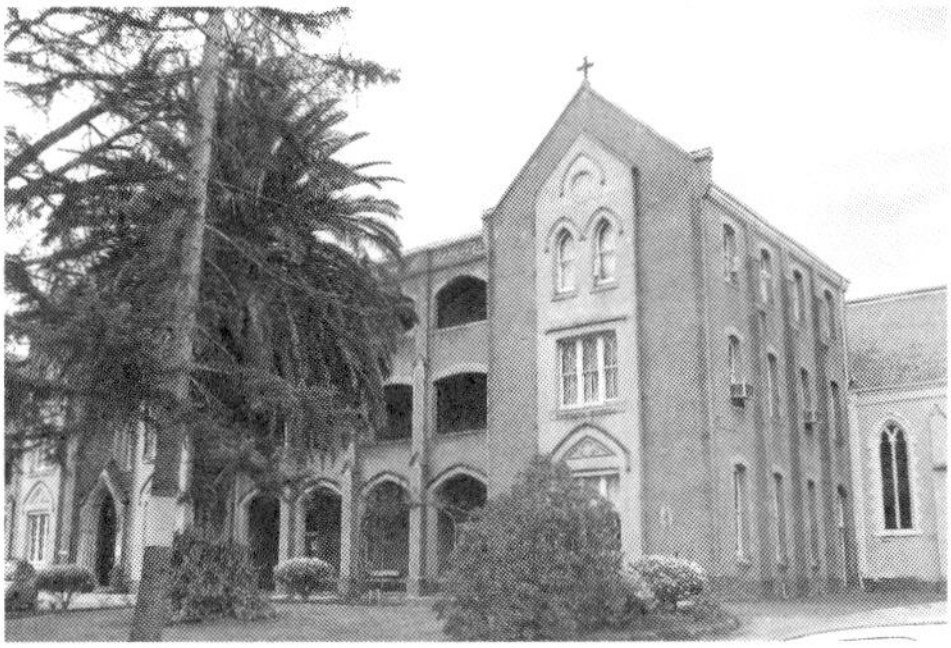
アッシー・イタリアン・コミュニティセンター

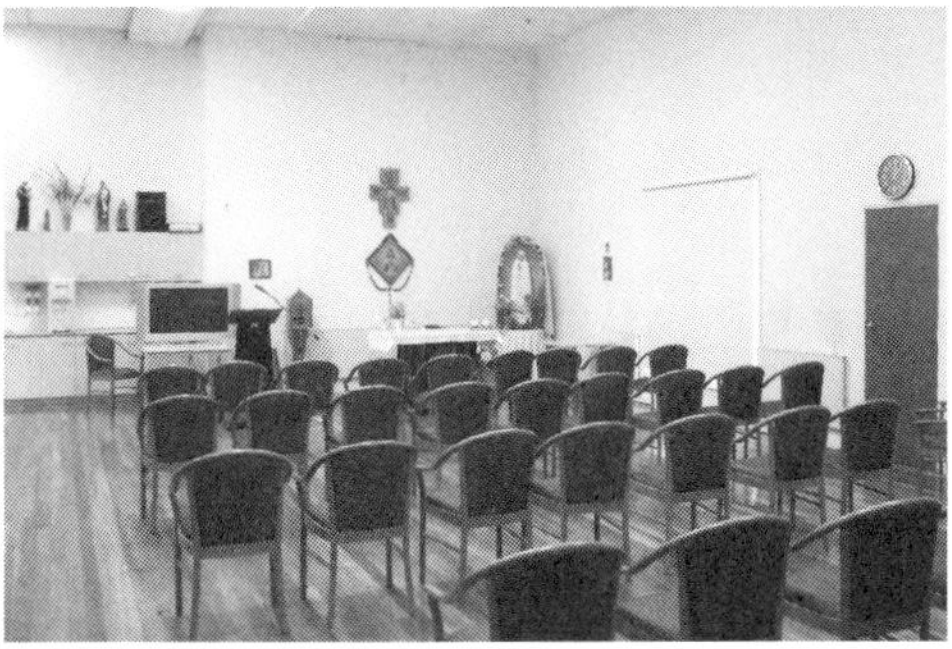
同センター内のチャペル

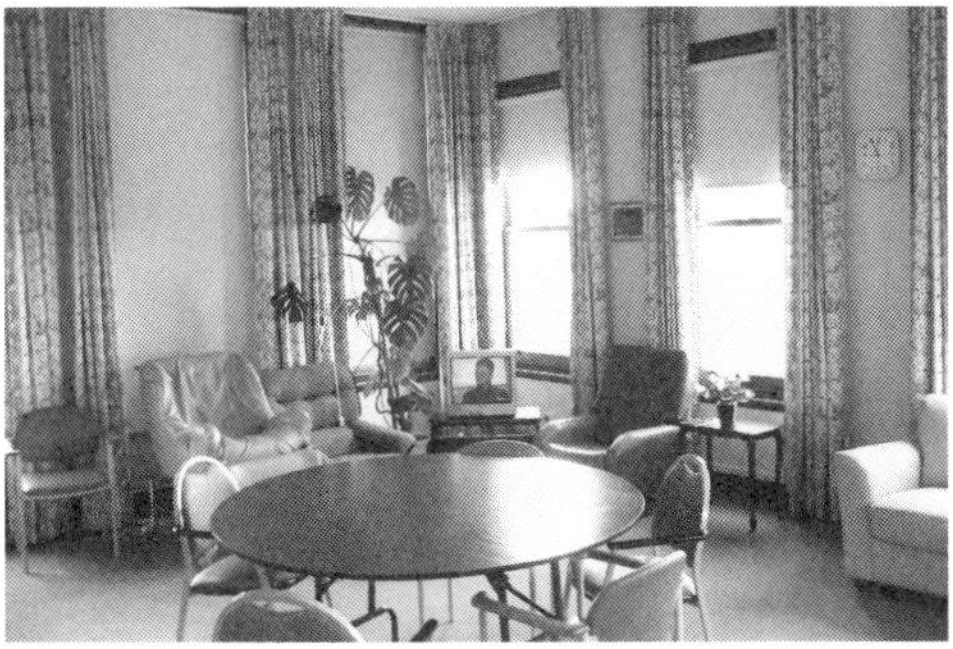
同センター内の居間兼看取り部屋

アッシー・イタリアン・コミュニティセンターはイタリア系移民のためのナーシングホームで、職員はイタリア人、食事もイタリアンです。シャワー・トイレに介助を必要としない低介護入所者が90人、介助を必要とする高介護入所者が31人、高度の認知症患者22人の計143人が入所していました。入所者は全員この施設で看取られます。普段は居間として使っている部屋に本人のベッドを入れ、家族に囲まれ亡くなっていくとのことでした。

バッセイ・ハウスは退役軍人とその家族のための施設で、低介護入所者が60人、高介護入所者が20人、高度の認知症患者10人の計90人が入所していました。アメリカやオーストラリアは日本と違い、軍人が尊敬されていると思いました。

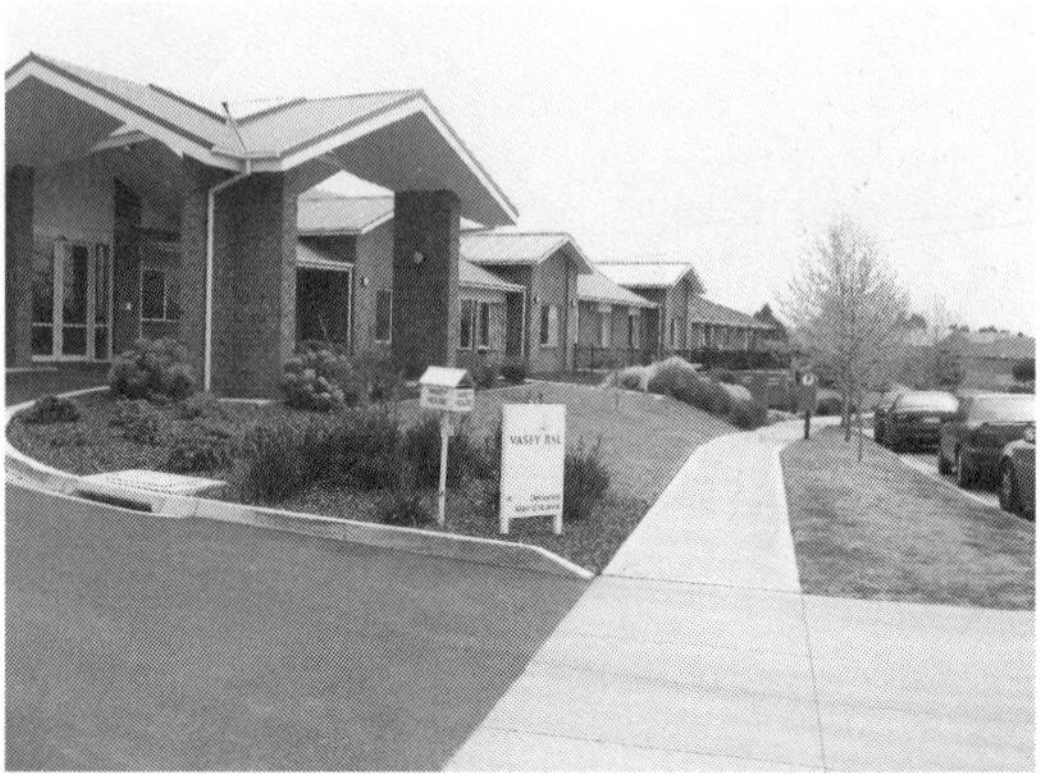

バッセイ・ハウス

アッシーとバッセイの両施設では、食事摂取が困難になった入所者に、経管栄養を行っていません。点滴のために病院に連れていくこともありません。2008年当時、10年ほど前までは多くの入所者に経管栄養が行われていたそうですが、私たちが訪問したときは皆無でした。

両施設とも入所者は全員施設で看取られ、経口摂取ができなくなってから2週間ほどで安らかに亡くなっていました。

終末期高齢者医療は政府が主導

オーストラリアの緩和医療への取り組みはイギリスやアメリカに比べ歴史は浅く、30年ほどに過ぎません。しかし、政府主導の取り組みにより近年急速な発展を遂げ、緩和の考え方が高齢者の終末期医療に浸透しています。中でも、オーストラリア政府が2000年に「緩和医療における国家対策」を発表し、緩和中心の医療の推進に弾みをつけました。その中には、緩和医療サービスの開発・実行、患者と家族が満足する緩和医療の推進、そしてすべての国民が終末期に緩和医療を受けられること、という大きな目標を掲げました。緩和医療を受ける患者だけでなく、その家族に対する支援も含んでいる点は注目されます。また、緩和医療の対象はがんだけではなく生命を脅かすすべての疾患で、オーストラリアの死亡原因として上位にランクされる心臓や呼吸器疾患、ALSのような神経筋変性疾患、さらには認知症も対象にしています。残念ながら日本では保険診療上、緩和医療の対象は、がんとエイズのみです。

オーストラリア政府みずから「高齢者介護施設における緩和医療ガイドライン」を2006年に作成しました（総ページ数260ページ）。

その中の一部を紹介します。

◎高度認知症においては、感染症（主に肺炎）に対する積極的な治療（抗菌薬の静脈投与）は推奨されない。むしろ、解熱剤の投与や短期間の抗菌薬の経口投与が症状緩和のために有効である。
◎食欲がなく、食事に興味をなくした入所者に対しては無理に食事をさせてはいけない。
◎単に栄養状態改善のための積極的介入は倫理的な問題を含んでいる。
◎脱水のまま死に向かわせることは悲惨であると思うことが輸液を行う理由にあるが、緩和医療の専門家は経管栄養や輸液は有害であると考える。
◎脱水と口渇は異なるものであり、混同してはいけない。
◎口渇は少量の水や氷を口に含ませることで改善するが、輸液を行っても改善しない。
◎最も大切なことは入所者（患者）の満足感であり、最良の輸液をするかどうかではない。

（筆者訳）

日本の医療現場とはまったく正反対のことを推奨しています。

拘束には面倒な手続きが必要

オーストリア（ウィーン）――Ⓡ

オーストリアのウィーンには２００９年に行きました。オーストリアは人口約８５０万人、面積は北海道とほぼ同じです。その首都ウィーンには知り合いがいなかったので、東京のオーストリア大使館から高齢者介護施設のリストを入手し、いくつかの施設にメールで見学の申し込みをしました。

○ナーシングホーム「ペンショニステン・ホーンハウザー」

オーストリアには民間の大手介護会社が５社あります。その一つであるハウザー・ツン・レーベン社はオーストリア国内で31施設を経営し、総入所者数は１万人、34人の医師を擁しています。私たちが訪れた施設は、その中で一番大きいものでした。ウィーン旧市街から電車で30分の郊外にあります。施設長のヘムッツさん、統括医師のバイザーさんとこの施設の女性医師・アボレッツさんが迎えてくれました。

この施設には３８３人が入所していますが、医療や介護を必要とする人のためのナーシング

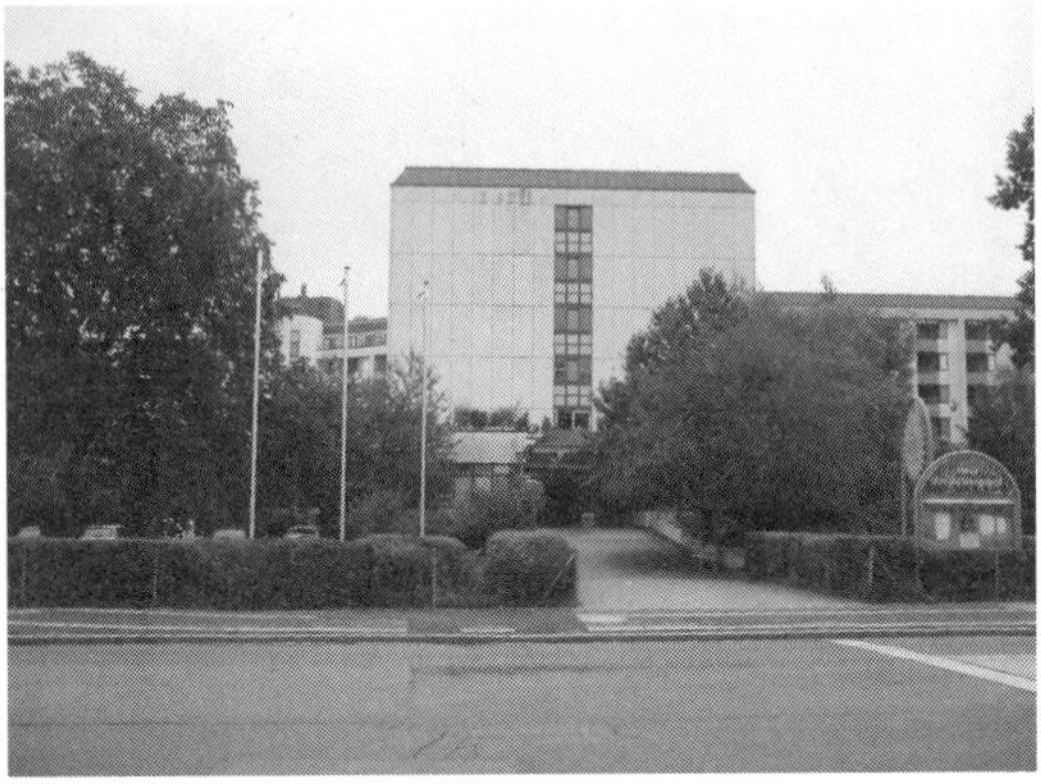

ペンショニステン・ホーンハウザー

セクション（定員44人）があり、点滴を含む一般的な医療が行われます。全入所者の80％がこの施設で亡くなり、私たちが訪れた前年の２００８年の死亡者数は45人でした。もちろん外部の病院にかかることもできます。

　この会社の方針は、高齢者が食べなくなったときに、点滴や経管栄養で延命しないというものです。統括医師のバイザーさんは「患者が食べたいかどうかは、患者を見ていたらわかる。食べないことも患者の権利」と話していました。ここの施設で胃ろうの人は、脳卒中で嚥下障害がある人一人だけでした。34人もの医師が同じ考え（点滴や経管栄養で高齢者を延命しない）を持つためにどのような教育をしているのかと聞くと、彼は「それは簡単です。考えの違う医師は雇わなければいいのですから」と言っていました。

　興味深かったのは、アボレッツ医師が「中には延命を希望する家族もいます。そのときは家族に胃ろうをあきらめさせるのは大変です」とつらそうな顔をして言ったことです。本音を語ってくれた彼女に親近感を覚えました。

訪れた多くの国がそうであったように、オーストリアもまもなく死を迎えると予想される患者が夜中に亡くなった場合は、翌朝になってから、医師が死亡の確認に来ます。死は自然なことだと考えるからでしょうか。

この施設では、10人の認知症の人がグループホームという居住形態で暮らしていました。そこには、映画館のようなスクリーンがあったり、昔の生活を思い出させる古い家具が置いてあったりして、スウェーデンと同じような認知症介護が行われていました。

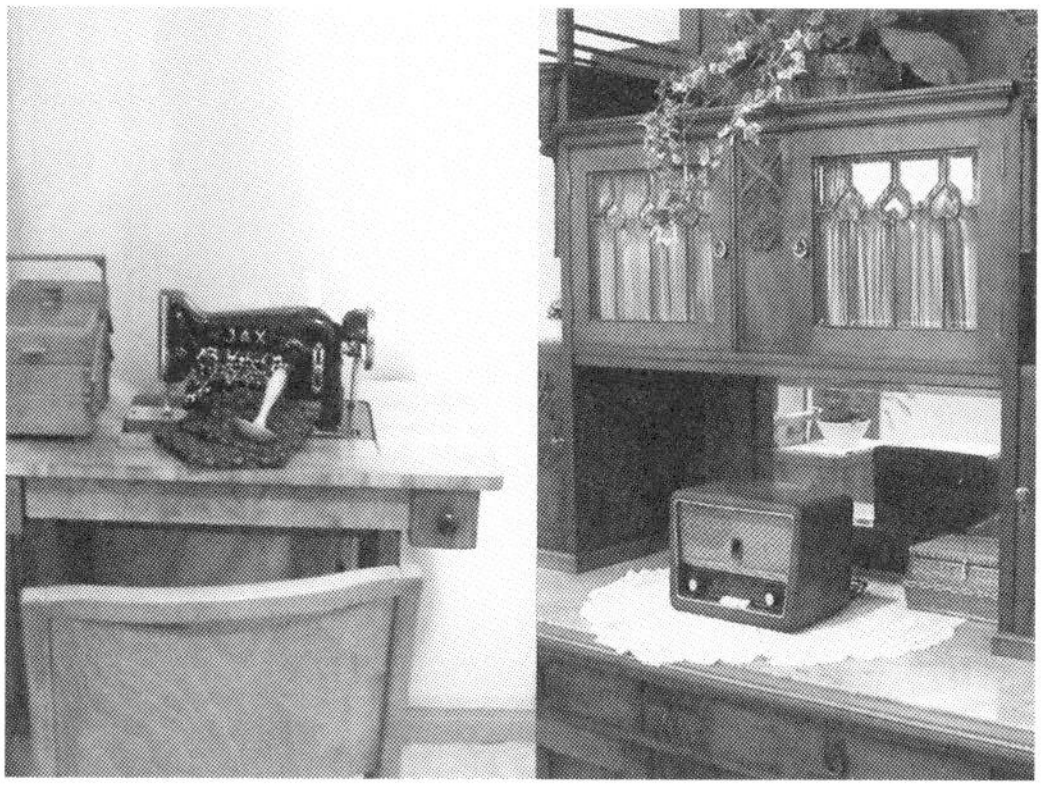
認知症病棟には、今は使わない昔のラジオやミシンが飾られている

また、医師が教えてくれたのですが、オーストリアはナチスの歴史があるため、入所者の身体拘束は大変厳しく、簡単にはできないようになっています。拘束するには多くの申請書類を書かなくてはならず、書類を国に提出した翌日、調査官が来て入所者を見て判断します。高齢者介護にも歴史が反映されています。

事実、シートベルト（身体拘束と見なされます）をしていないため、車いすから落ちそうになっている入所者がいました。医師は「このようなことはばかげている」と言っていました。

○ナーシングホーム「聖カタリナホーム」

この施設を運営するNPO法人は、ウィーン州だけでも85の老人介護施設を運営しています。副施設長で看護師のアストリッドさんが案内してくれました。入所者は96人で、半分は認知症の人です。寝たきりの人はいませんが、車いすの人が4割です。医師は週3回、1回3時間の訪問診療を行います。80％の入所者はここで亡くなります。肺炎が治らないときは病院へ入院させますが、重症で亡くなりそうなときは、病院には連れていかず施設で看取ります。日本とは違います。また、医療費も高いので病院には長くいられず、短期間でこの施設に戻ってきます。高齢者は肺炎などを繰り返すので、病院と施設を行ったり来たりします。

胃ろうを造るかどうかの最終決定は医師が行います。この施設には9人の胃ろう患者がいましたが、残念ながら紹介してくれませんでした。

オーストリアでは施設により胃ろうの実情が異なると感じました。

この施設も身体拘束する場合は国に届けます。看護師は「シートベルト、ベッド柵、鍵、車いすのブレーキも拘束になるので、車いすの上で体が傾いていても仕方がない」と言います。

○「ウィーンの森老年病センター」

ロマンス溢れる素敵な名前の病院です。1904年に開設されたヨーロッパで一番大きな施設（老人病院とナーシングホームの中間）です。ウィーン市が経営するこの病院は、広大な敷地の中に大聖堂や25の建物があり、その規模の大きさには度肝を抜かれました。

患者さんは自由に散歩ができますが、元気な人が少ないため、散歩をしている人はほとんど

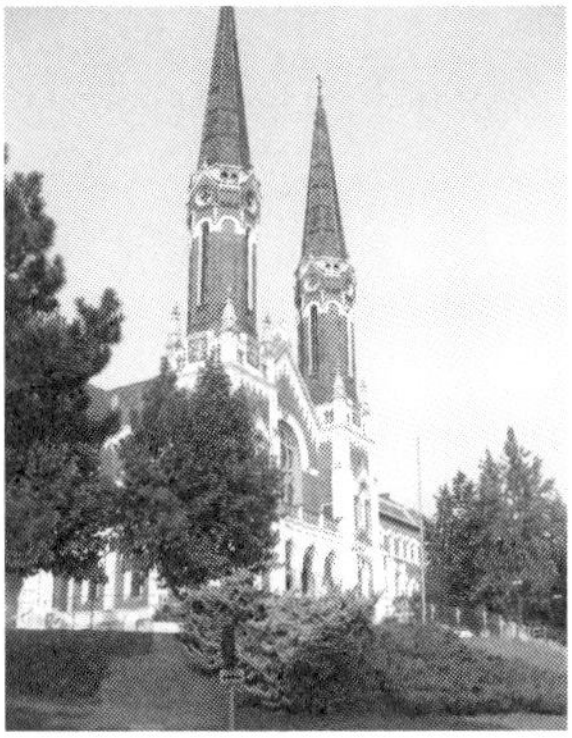

ウィーンの森病院
敷地内の教会

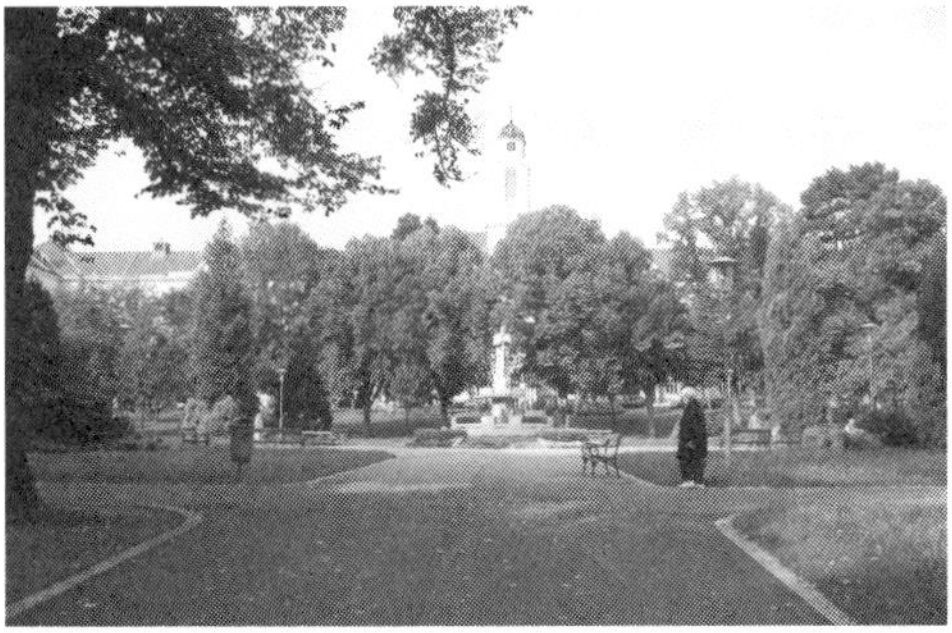

同病院のキャンパス

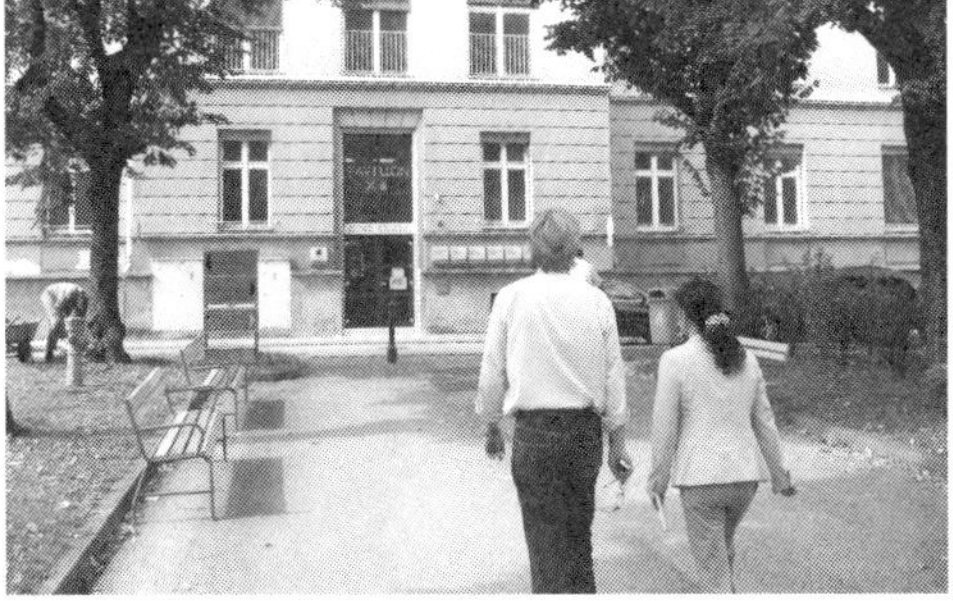

同病院の精神科病棟

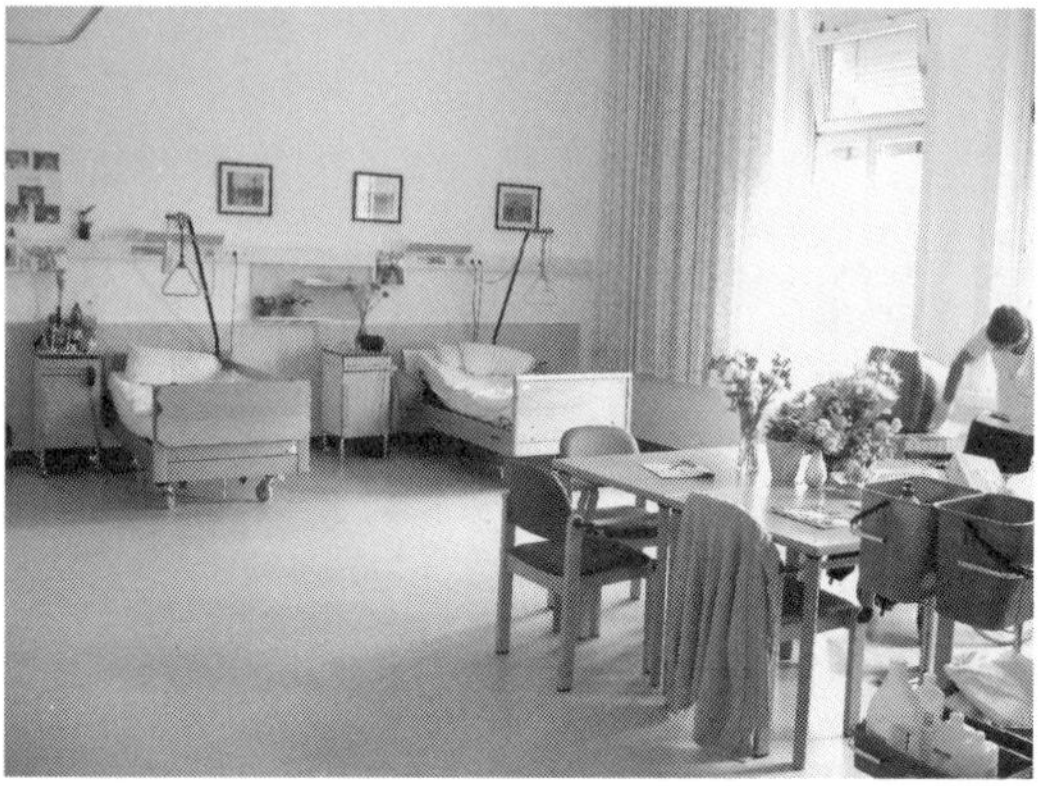

精神科病室　４人部屋

見かけませんでした。道路脇には線路が引かれ、各建物へは小さな汽車が食事を運んでいました。以前は３０００人の入院患者がいましたが、現在は１０００人程度です。医師１００人を擁しています。現在は、病院というよりはナーシングホームに近くなっています。以前は一部屋に患者８~10人でしたが、今は４人以下と決められているので、部屋の空間が余っていました。

患者は全員この施設で亡くなります。50年間入院している患者もいます。32人の脊髄損傷患者が人工呼吸器を使用しています。外科はないので、治療が必要なときは他の病院に行き、短期間で戻ってきます。

オーストリアでは、精神症状が激しい場合を除き、認知症は精神科医ではなく一般医（general physician）が診療します。認知症病棟の医師は、「胃ろうを造っても肺炎を予防することはできません。10年前は胃ろうの患者が多かったけれど、現在はめったにいません。患者が食べなくなったときは、５００~１０００mℓの輸液を行うことがあります」と言っていました。

57歳の女性アルツハイマー病患者（45歳で発症）は食事に介助が必要です。「もうすぐ食べられなくなりますが、ご主人が毎日お見舞いに来ているので、たぶん胃ろうを希望するでしょう」と、女性医師は暗い顔をして言っていました。前施設と同様、オーストリアでも胃ろうをあきらめさせるのは大変なのだなと思いました。

この施設は、オーストリアの歴史と高齢者医療の変遷を感じさせます。20世紀の初め、オーストリアは大国で栄えていたので、ヨーロッパ一の老人病院がつくられました。しかし、寿命が延びるにつれ、病気を治すことより生活を支えることのほうが重要になり、病院が高齢者施設のようになってきました。そして現在、この巨大な病院の運営にはお金がかかりすぎるので、効率化が求められています。そのため、近々閉院して別の場所に移転するそうです。

ほとんどの人が「延命を望まない」を選択

オランダ（アムステルダム）——K

オランダは世界で最初に安楽死を合法化した国です。また、「アルツハイマー・カフェ」でも有名です。そんな国の高齢者医療を２０１１年にアムステルダムで見てきました。

アムステルダムにはまったくツテがなかったので、日本の駐オランダ大使館へ現地の施設紹介の依頼メールを出しました。すぐに返事が来て、関係施設が一覧になったホームページを教えてくれました。2カ所だけの訪問でしたが、一人暮らしの老人宅にも伺うことができ、現地の生活の一端を知ることができました。

○一人暮らしの86歳女性の訪問看護に同行

最初の訪問は、アムステルダム市内にある訪問看護ステーション「サラ」です。所長で看護師でもあるニューベン・ディックさんから施設の説明を受け、その後、担当者と一緒に一人暮らしの86歳女性（軽度認知症）宅を訪問しました。事前に日本から二人の訪問者が一緒に行くからと連絡していましたが、訪問先のおばあさんが「階段が急なので、女性は大丈夫か？」と繰り返し心配しているとのことでした。何のことかわからなかったのですが、お宅に伺ってその意味がわかりました。

彼女の家は運河に面した地下1階、地上4階、築100年以上経った典型的オランダの一軒家です。この家には結婚して以来住んでいて、息子二人もこの家で育てました（現在、息子たちはアムステルダムに住んでいません）。家の間口は4mもないのですが、その代わり奥行きのある家でした。

１階は亡くなった夫が営んでいた時計屋さんのままでした。もちろん今は使っていません。ほこりだらけでした。２階は居間兼寝室、３階は台所と浴室で、床は傾いていました。中に入ってまず驚いたのは、狭い部屋と急ならせん階段でした。階段の幅も私の肩幅くらいしかありません。階段というよりは〝はしご〟といったほうがぴったりします。天井から太い綱がぶら下がっていて、安全のためにその綱を握って上り下りしていました（観光で訪れた「レンブラントの家」もそうでした）。階段の出入り口は柵があるわけでもなく、床にすっぽり穴が開いている状態です。見るからに危険です。

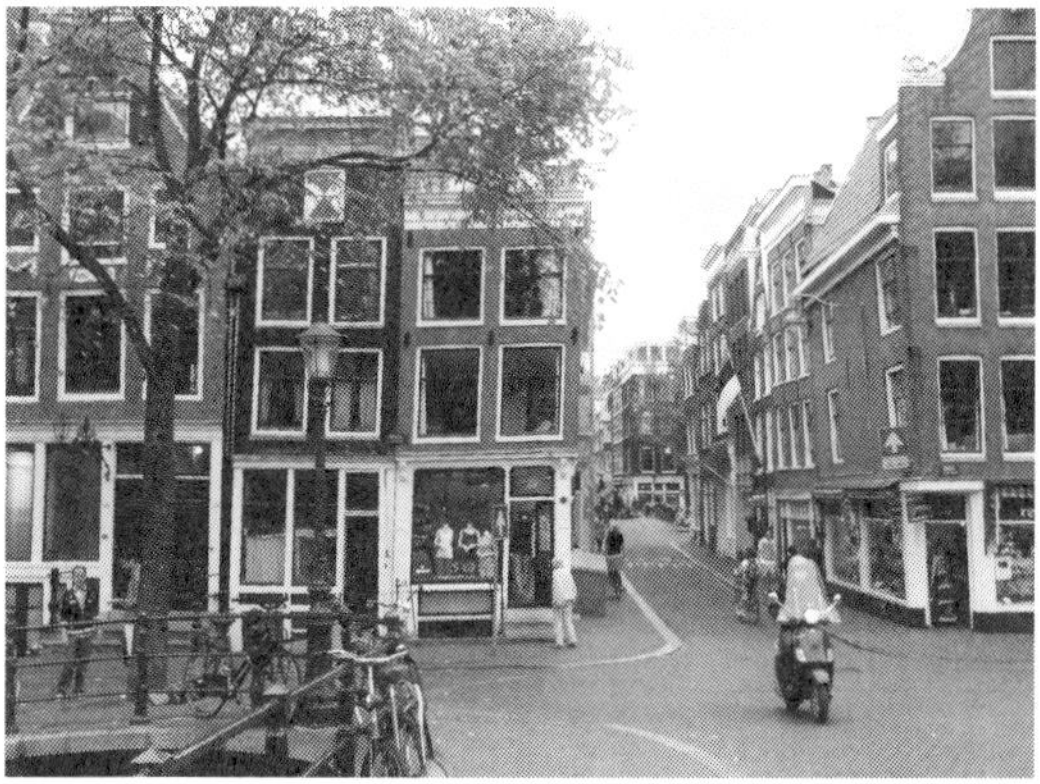

アムステルダム　左から２軒目が訪問宅。どの家も傾いています

２年前に階段から落ちて骨折し、それを契機に「サラ」の支援を受けるようになったそうです。日本と違い自己負担はありません。「サラ」の担当者が毎日１時間程度訪問し、食事や掃除、洗濯などをしています。暖房は危険なので切ってありました。さすがに最近は介護施設へ入所するように勧めていますが、本人が同意してくれないとのことでした。なお、オランダ人の

病院死は20％弱で、ほとんどが自宅か介護施設で亡くなります。日本とまるっきり逆です。

訪問を終えて担当の看護師さんとこの家の前で別れました。私たちが振り向くと、このおばあさんは玄関の外で、担当の看護師さんが遠くに行くまでずっと見送っていました。

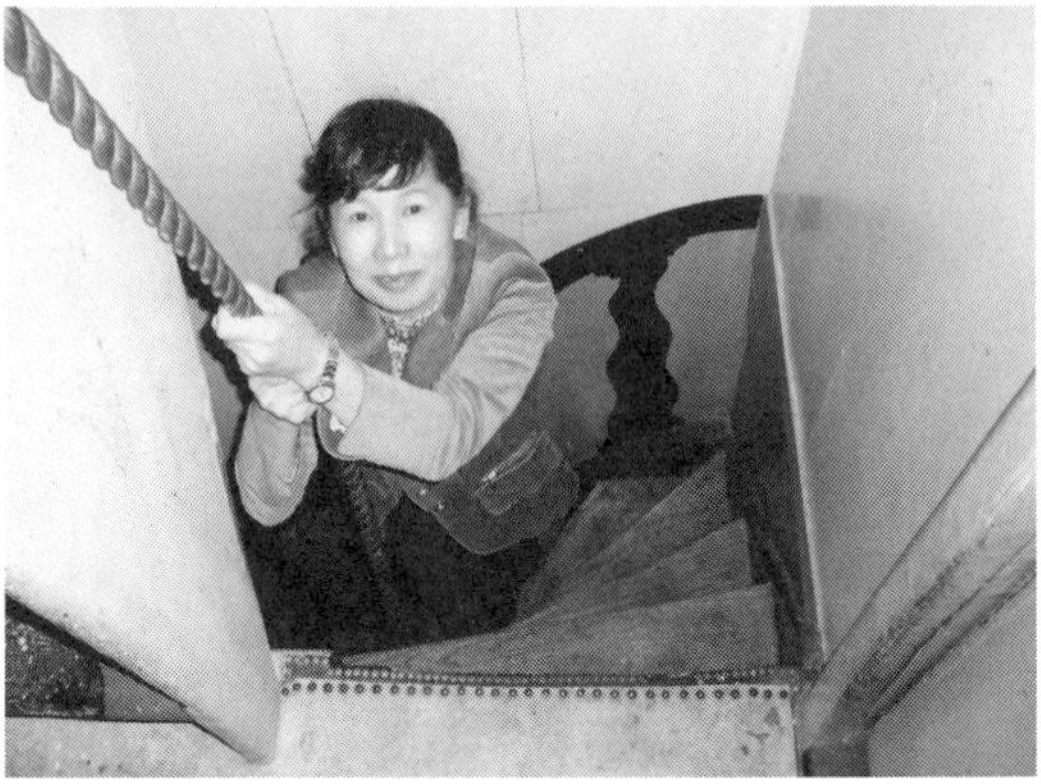
アムステルダム、訪問宅の急な階段（礼子）

○認知症専門ナーシングホーム「アムスタ」
翌日、訪問看護ステーション所長のニューベン・ディックさんの紹介で市内の認知症専門ナーシングホームを訪問しました。宿泊しているホテルから歩いて30～40分のところです。汗だくになってやっと見つけた建物のブザーを押して中に入ると、ものすごく背の高い、看護師で所長のジョセ・コックさんが出迎えてくれました。

施設は4階建て、各フロア6人、計24人の認知症患者が入所していました。平均年齢は約80歳です。医師は週1回訪れ、必要のある入所者のみ診察します。もちろん必要に応じて投薬もします。転倒による骨折などの場合は病院へ搬送しますが、基本的に施設内ですべて対応するそうです。抗生剤は内服投与のみで静脈内投与はしません。

ここでは入所者全員に終末期の希望を書面で確認していました。これは米国のＰＯＬＳＴ（生命維持治療のための医師指示書　Ｐ67参照）とほぼ同じで、心肺停止時の蘇生の有無、抗生剤投与の有無、経管栄養の有無を確認していました。入所者（実際は家族）と医師の署名があります。ほぼ全員が「何もしない」を希望しており、それがオランダ人の常識だそうです。理由は「倫理です」とのことでした。

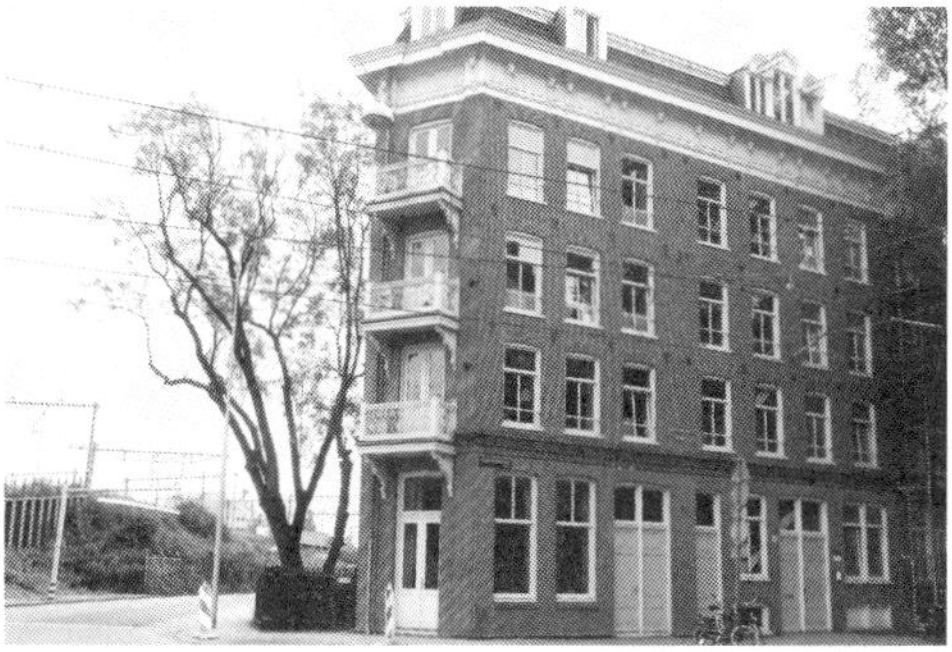

アムスタ

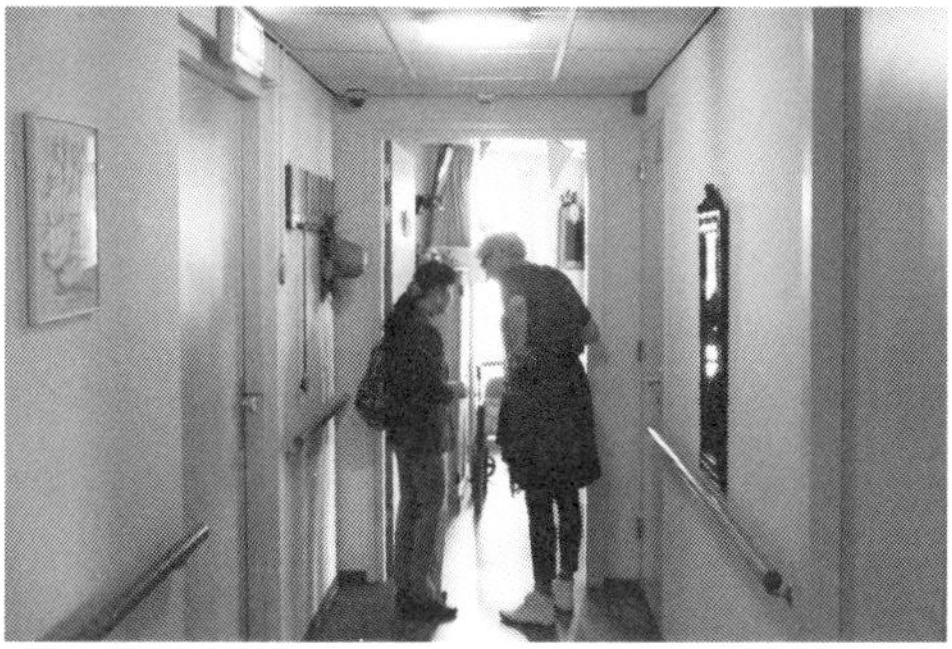

同施設長と礼子

したがって、認知症が進行し、最後に食事がとれなくなっても、胃ろうや静脈栄養などは一切せず、そのまま死を迎えるとのことでした。寝たきりの入所者は一人もいません。寝たきりになってもすぐに亡くなるからです。仮に外傷などで病院へ搬送されてもこの施設に戻ってきて、ほぼ全員がここで死を迎えます。

介護のクオリティは疑問
スペイン（バルセロナ）——Ⓚ

２０１０年のヨーロッパ呼吸器学会がバルセロナで開催されると知り、さっそくバルセロナの高齢者施設を探しました。例によって日本にあるスペイン大使館からバルセロナにある高齢者介護施設のホームページのリストを教えてもらいました。片端から訪問依頼のメールを出したのですが、出発する直前になってもどこからも返事が来ません。残念な気持ちで日本を発ちました。結局、現地ホテルのフロントに依頼して、３施設の内諾をとってもらいました。

○デイサービス「アークルス」

最初に行ったのは、日本でいうデイサービスのアークルスです。バルセロナのホテルから電車で30分ほどの落ち着いた街並みの一角にありました。

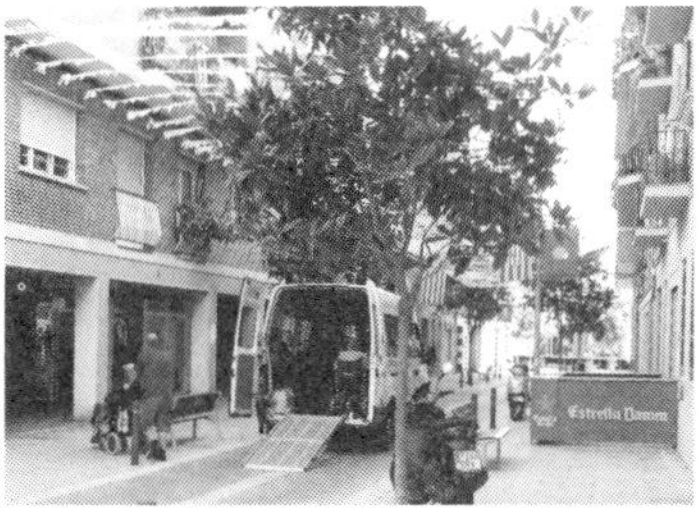

アークルスの送迎車

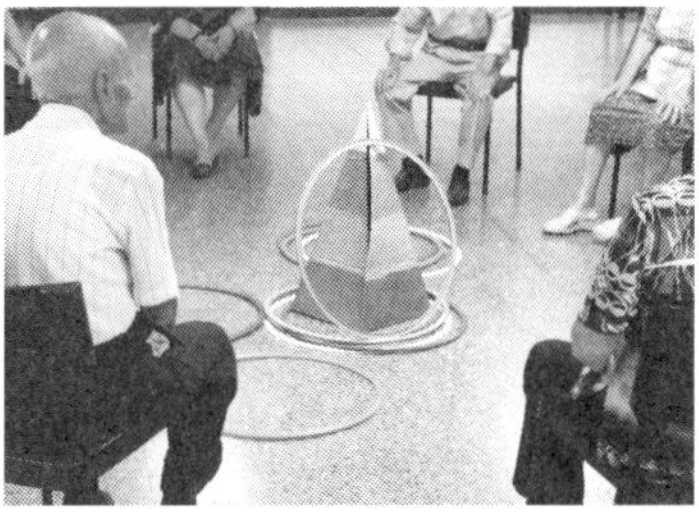

同　運動療法中の通所者

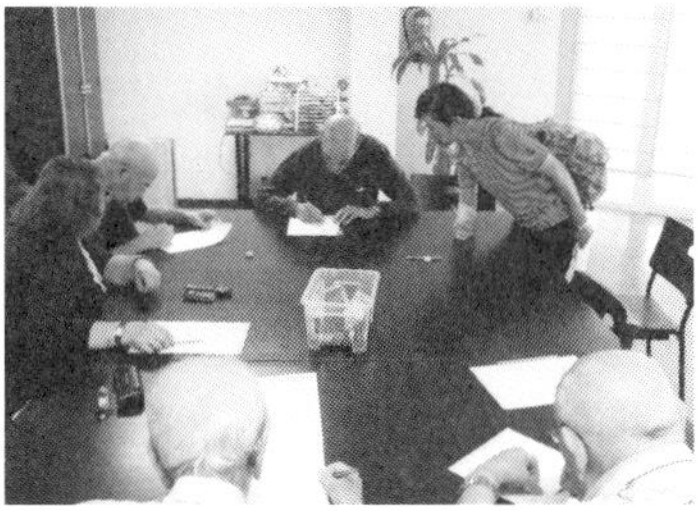

同　ドリルに取り組む通所者

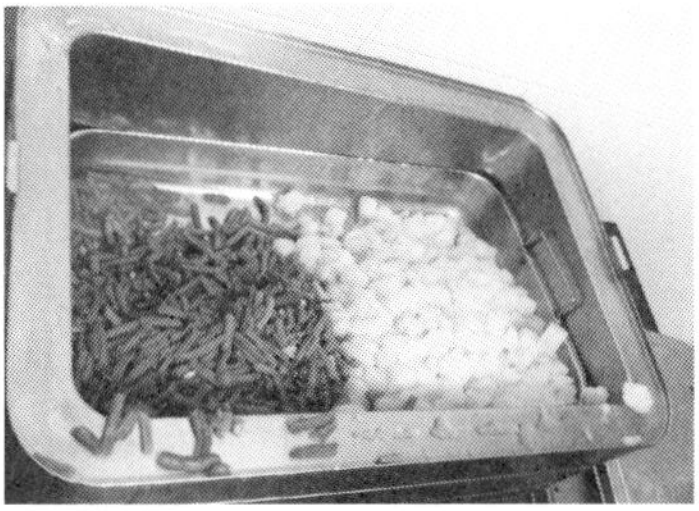

同　配送された昼食（いんげん豆とじゃがいも）

約束の時間に行くと、ちょうど利用者を迎えに行ったミニバンが戻ってきたところでした。車いすの利用者を降ろしていました。スペインまで来ても、日本と同じ光景であることに驚きました。

中に入りましたが、困ったことに英語がまったく通じません。身振り手振りでコミュニケーションをとり見学させてもらいました。職員は介護士二人と遅れてきた理学療法士一人の合計三人が利用者六人に対応していました。

まず、約1時間、いすに座って輪になり、理学療法士とともに大きな輪を転がしたり、ボール投げをしたりしていました。通ってきているのは認知症のお年寄りなので、運動後は簡単な計算をしたり、字を書いたりと、ドリルをしていました。驚いたのは、お年寄り同士でドリルの答えを教え合っていたことです。日本では見られない光景です。認知症の程度が軽いのか、助け合いの精神が強いのか。

しばらくすると、昼食は外部から配送されてきました。保温性のある金属容器の中に、ジャガイモとインゲン豆と鶏肉の3品だけが入っていました。施設内で料理をしなくてよいので、合理的だと思いました。食事時間なので、失礼して帰ってきました。

○ナーシングホーム「カバレロ」

翌日は、サニタスという大きな民間営利企業が経営する老人介護施設・カバレロに行きました。オランダ人女性で施設長のイースター・バイヤーさんが対応してくれました。ちょうど1年前にオランダから来て、まだ施設の管理には慣れていないとのことでした。入所者の介護の程度に応じて、月に20万〜40万円の費用がかかります。ここには医師が数人いて、診療も行っていました。ちょうど車いすの人が廊下で長い行列をなして入浴の順番を待っているところでした。こういう光景は介護の質の悪さを表しています。10年ほど前の日本の老健(介護老人保健施設)は、入浴も排泄も長蛇の列で待たなくてはなりませんでした。

ストックホルムやメルボルンと違い、居間には車いすに座った胃ろうの患者が数人いました。

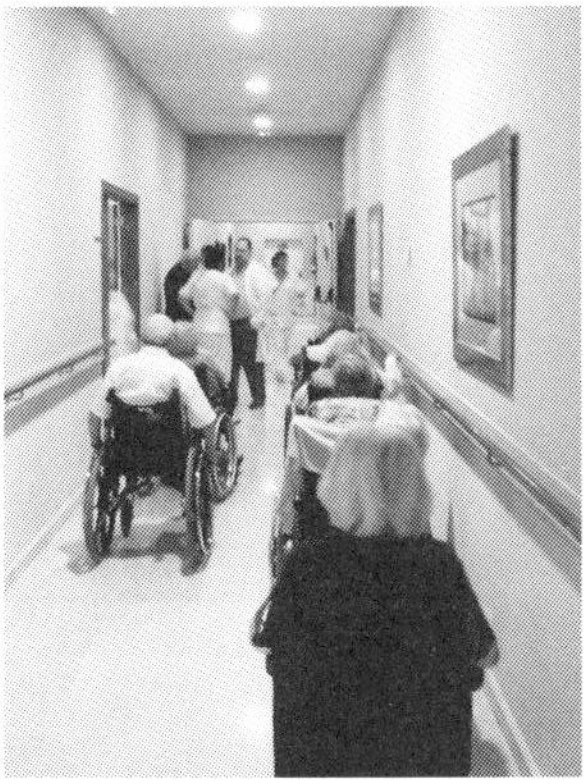
カバレロ　入浴を待つ入所者

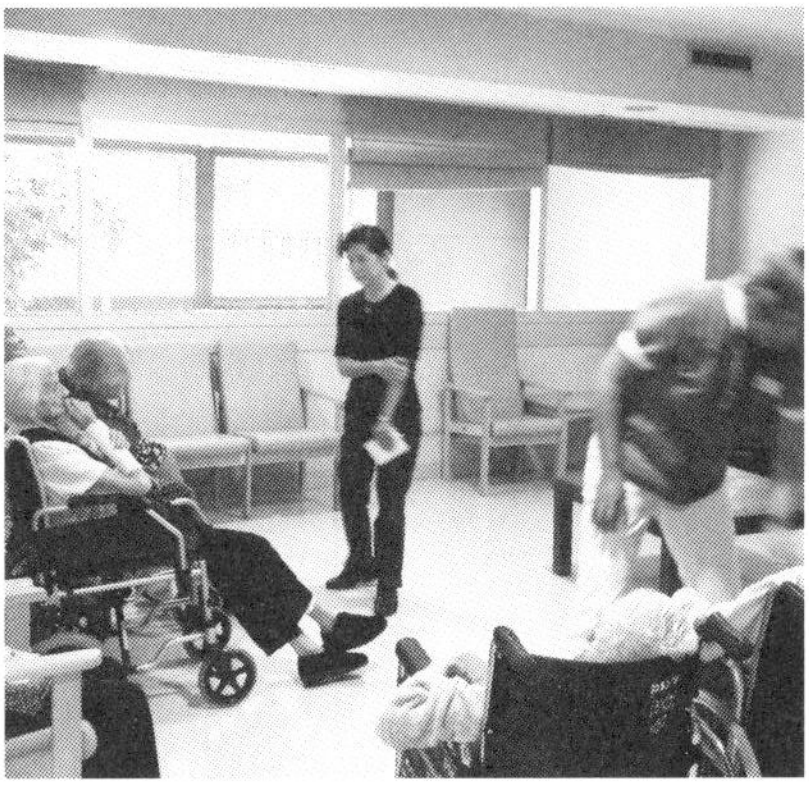
同　居間　中央が礼子

また、多くの人が車いすにシートベルトで拘束されていました。オランダから来たマネジャーは、ここの介護には問題があると言っていました。ただし、日本のように胃ろうを造ってベッドに寝たきりという老人はいませんでした。

ホスピスサービスが充実
アメリカ（カリフォルニア）――Ⓚ

アメリカでは高齢になった場合、自宅に住み続ける以外に、高齢者コミュニティに移り住む（P168）か、高齢者施設に入所するという選択肢があります。高齢者施設は、状態によって以下のように分けられます。

1　インディペンデント・リビング
ほぼ自立できる人が対象

2　アシスティッド・リビング
　介護の必要な人が対象
3　メモリーサポート
　認知症の人が対象
4　ナーシングホーム／スキルド・ナーシングホーム
　医療行為を必要とする人が対象

　なお、アメリカには一つの敷地、あるいは建物内にこれらの施設が集約されているところが多いのです。このような施設では居住者は健康状態が悪化しても、安心して同じ場所で暮らし続けることができ、最後はその施設で看取られます。

　それは、アメリカにはホスピスサービスという医療制度があるからです。病気は何であれ、医師から6カ月未満の余命が宣告された患者は、ホスピスサービスの内容に同意すればそれを受けることができます。費用は公的医療保険であるメディケア（65歳以上、身体障害者などが対象）、メディケイド（低所得者が対象）、プライベート保険などから費用の95％が提供されます。残り5％は多くの場合ホスピス団体が負担するので、ほぼ無料で受けられます。

　ホスピスという言葉は日本では病院を連想することが多いですが、本来は命にかかわる病気にかかっている人の〝つらさを和らげる〟ことを意味します。

ホスピスサービスは、治癒目的の治療や延命目的の医療（経管栄養や点滴）は行いません。患者が住んでいる場所でサービスは提供され、２００７年は80％が自宅、残り20％が高齢者介護施設などでした。医師は患者を診察することはなく、訪問看護師の報告を基に検査の指示や、新しい薬の処方や分量の変更を行います。薬の変更のために医師が患者を訪問する義務はありません。

ホスピス専門の訪問看護師は週3回、1～2時間、患者を訪問します。看護師にはある程度の裁量権があり、医師から許可された範囲内で薬の量を変更できます。ホスピスサービスに含まれるものには、看護師による訪問ケア、清潔に関するケア（入浴、シャワー浴、清拭《せいしき》、創傷被覆材交換など）、精神的苦痛のカウンセリング、医療器具（ベッド、車いす、つえなど）・医療材料（ガーゼ、カテーテルなど）の提供、作業療法、理学療法、言語療法、栄養相談、介護者休息のための短期入院があります。

特筆すべきことは、患者の死亡確認は医師以外に、ホスピスサービス、あるいは施設の看護師も行えることです。ホスピスサービスを受けている患者は死が予想されるので、医師による確認が免除されているのです。患者が自宅や介護施設で亡くなると、家族や施設はホスピスに連絡をします。連絡を受けたホスピス担当看護師は、訪問して患者の死亡の確認をして書面にサインします。そして、葬儀サービスへ遺体の引き取りを依頼します。

ホスピスサービスを受けている患者は、医師の診察を受けることはありませんが、現場では特に問題になっていないとのことでした。

生まれることと死ぬことは自然なことと考えているからではないでしょうか。日本も、死は手厚い医療の中で迎えるものという考え方を変えられないものかと思います。

カリフォルニア高齢者介護施設での看取り

ロサンゼルスから車で1時間の南カリフォルニア・オレンジ郡にある五つの高齢者住宅、認知症介護施設を2013年9月に見学しました。目的は、終末期の高齢者が食べられなくなった場合に、経管栄養や点滴を行っているのかどうかを知ることでした。

〝yomiDr.／ヨミドクター〟に掲載された私たちのブログ「今こそ考えよう　高齢者の終末期医療」で知り合いになった現地の「カスタ・デル・ソル」という高齢者コミュニティにお住まいの猪熊《いのくま》さんご夫妻に見学先を探していただきました。

○高齢者介護施設「ラス・パルマス」と「レガシー」

二つとも全米で22カ所の高齢者介護施設を経営しているビンテージ社の施設で、ラグナ・ウッズ市にあります。
猪熊さん夫妻のご尽力で、市長を介しての訪問だったので私たちは大歓迎されました。営業部長のメアリー・ロダスさんと、ジョアン・リンクーキャロルさんが施設を案内してくれました。

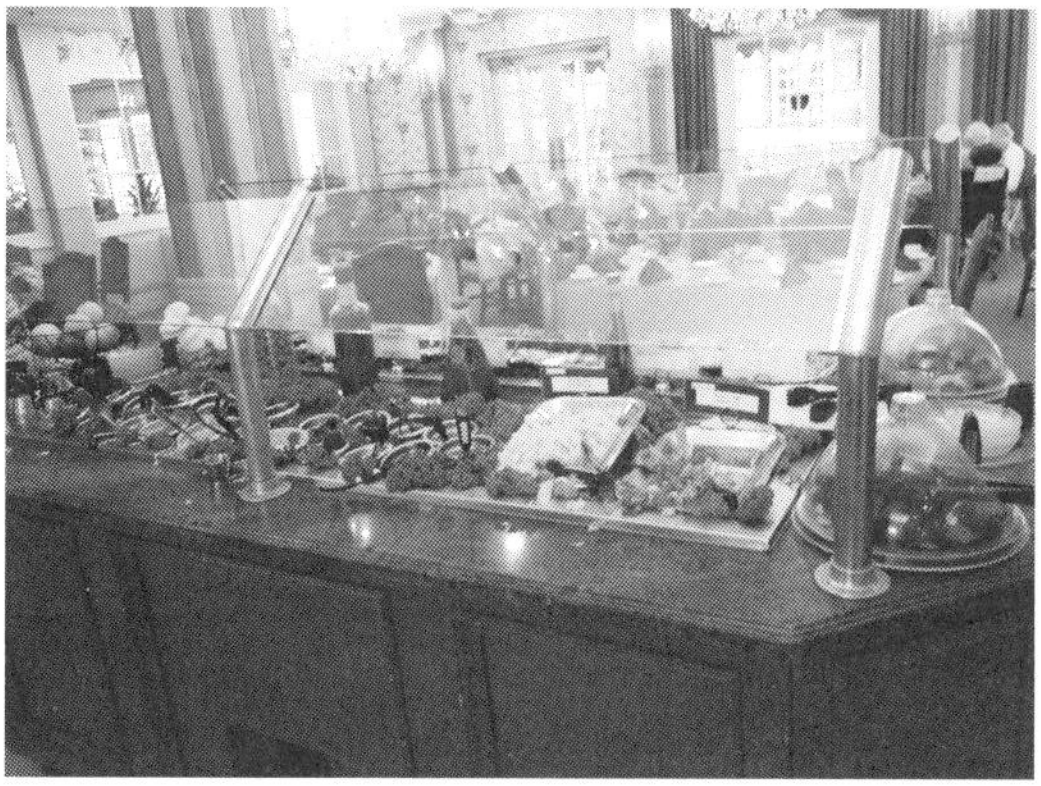
レガシー　食堂

両施設とも入所者は200人ほどで、日常生活で自立できる人、介護が必要な人、そして認知症の人と、それぞれ住む場所が区分されていました。部屋はすべて月決めレンタルで、介護の程度、部屋の広さ、展望のよし悪し、食事の有無などで支払う費用は異なりますが、平均して50万円（部屋のみ、1ドル＝100円で換算）～90万円（食事込み）で、いわゆる高級高齢者介護施設になります。認知症の場合、費用は月100万円以上になります。

食事は六つのメニューから選択でき、サラダやデザートは食べ放題、一般のレストランと同じです。私たちも担当者と一緒に昼食をいただきました。食事中に92歳のおばあさんが来て、「ここの施設は最高よ！」と言っていました。このおばあさん、近所へは自分で車を運転していくそうです。

看護師は日中一人いますが、看護師としての業務は一切しません。入所者全員から事前指示書を取り、病気で終末期になるとホスピスサービスを使い、この施設で看取っていました。

○高齢者介護施設「アトリア・デル・ソル」

ここは全米で200近くの高齢者介護施設を経営しているアトリア社の施設です。前述のビンテージ社同様、高級高齢者介護施設で、部屋代だけで35万～50万円、食事代を入れると毎月100万円程度かかります。この施設は180人の入所者がおり、そのうち認知症は33人でした。

驚いたことに、この施設は会社の方針で、職員が入所者の食事介助することを禁止していました。職員は入居者の手にスプーンを持たせるだけで、口の中に食べ物を入れません。自分で食べられなくなった高齢者に食事の介助をするのは当たり前と思っていましたが、こういう国もあると知りたいそう驚きました。理由は聞きませんでしたが、自分で食べられなくなったときは人生の終わりと考えているようです。その他、食事介助は手間と時間がかかる、無理に食べさせると誤嚥性肺炎を起こす、などが理由として挙げられます。

なお、施設の責任者と延命治療について話していたとき、彼女は、「家族は親が何もわからない状態で生き続けることを望まない。手袋がボロボロになったら手を守ることができないように、体がボロボロになったら魂を守ることはできない。だから死ぬことは仕方がない。人間、楽しいとかうれしいとかがわからなくなってしまっては、生きていても仕方がない」と言いました。

終末期はホスピスケアを受け、この施設で亡くなる方がほとんどです。ただし、医療処置を希望する場合はスキルド・ナーシングホーム（国の看護・介護基準を満たす高度ナーシングホーム）に移動できますが、そうする人はほとんどいないそうです。

○認知症専門介護施設「カールトン」

認知症専門の施設で、38部屋、入所者は70人です。前述の施設と違い、食事込みの費用が月35万円（二人部屋）と45万円（一人部屋）で、アメリカでは安価な施設になります。食堂も狭く、訪問したとき食べていたおやつは小さく切ったオレンジが少量でした。

医師は月3回来て、必要な入所者の診察をします。内服以外の医療行為は一切できないため、看護師は血圧測定も行わず、医療が必要なときには医療機関を受診させます。医療行為が必要な場合は、家族が希望すればナーシングホームへ移ることができます。しかし、ほとんどの家族は希望しないため、入所者はこの施設で亡くなっているそうです。食べなくなり、飲まなくなると約2週間で亡くなります。年間5～6人が亡くなります。

○認知症専門介護施設「シルベラド」

入所者は42人。二人部屋で75万円、一人部屋で90万円かかります。職員は52人で、その中に看護師が9人います。また、医師は2週間に1回、理学療法士は週1回来ます。私たちが訪問したとき、入所者に対して集団リハビリを行っていました。平均入所期間は18カ月で、多くはこの施設で亡くなります。終末期になり医療行為が必要なときはナーシングホームへ移ることが可能ですが、それを望む家族はほとんどいないそうです。

認知症の人が興奮状態になっても薬は使わず、常に看護師がつき添って対応するそうです。毎月四人程度亡くなっています。平均入所期間が短いのも納得しました。しかし、入所者の姿を見ると、「日本だったら少なくとも5年以上は元気でいるような人ばかりで、こんなに早く亡くなるのは信じられない」と、同行した武田純子さん（看護師・札幌でグループホームを運営 P196）が驚いていました。

この施設の特徴は認知症の人に対してペット療法を行っていることです。犬が4匹、猫が6

匹、ウサギが2羽、廊下を走り回っていました。われわれが見学していると、たまたま犬が廊下にうんちをしており、介護スタッフが追いかけて紙で処理していました。うんちは別としても、建物全体に臭気が充満していました。

もう一つの特徴は、入所者の部屋の中にはベッドが置いてあるだけで殺風景なことでした。今まで見た施設は私物の家具、家族の写真、本などが置いてあり、生活を感じさせる部屋ばかりでしたが、この施設ではあえて私物を持ち込ませないようにしていました。日中はできるだけ部屋の外に出すようにしているそうです。それにしても、これほど殺風景な部屋を初めて見ました。

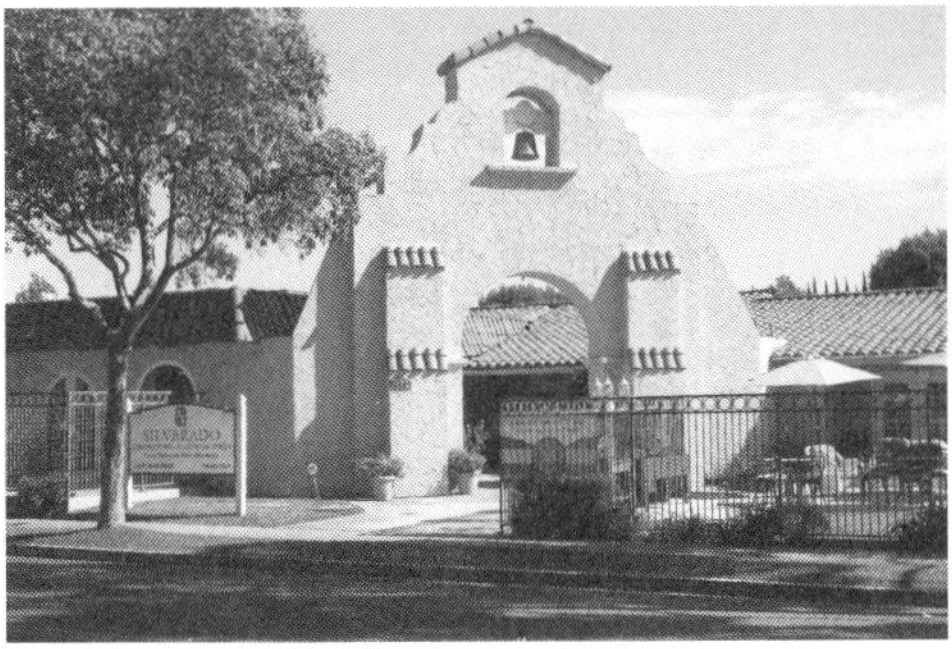

シルベラド

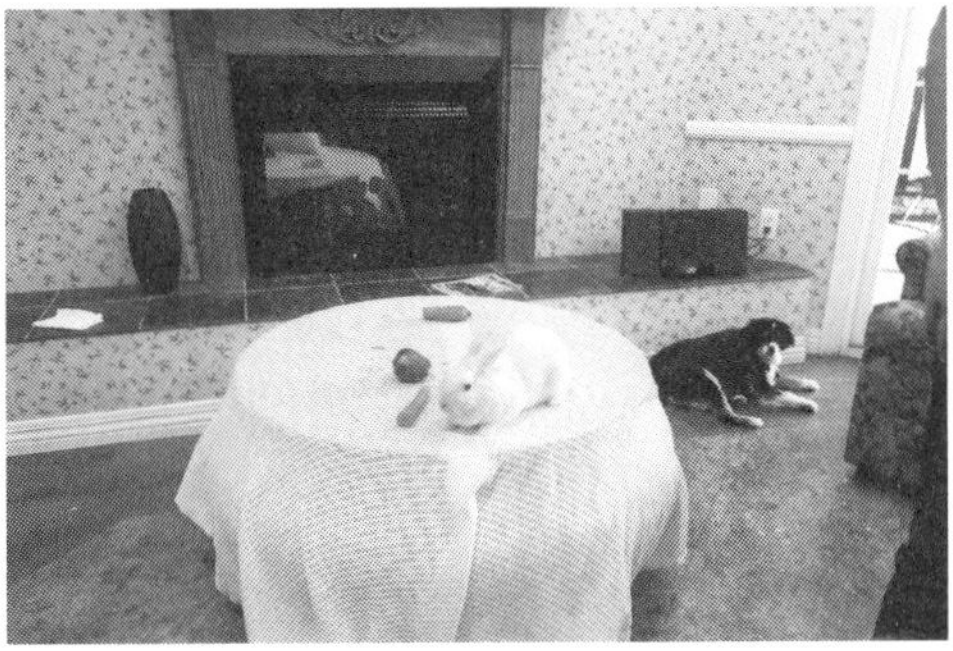
同　居間（ウサギと犬）

○カリフォルニアの高齢者コミュニティ「カスタ・デル・ソル」

アメリカには、シニア・コミュニティやリタイアメント・コミュニティと呼ばれる高齢者コミュニティが2000以上あります。元気な高齢者のための街で、住居と隣接してゴルフ場があり、娯楽や生活サービス等が整備されています。「楽しいとかうれしいとかがわからなくなってしまっては、生きていても仕方がない」と、延命されるのを好まないアメリカ人と、何もわからなくなっても何年間も延命される日本人との違いは、老後の生き方の違いなのではないかと考えました。それを確かめるため、カリフォルニアにある高齢者コミュニティ「カスタ・デル・ソル」を訪ねました。前述の猪熊さん夫妻がここにお住まいです。

ここは、1972~1987年にかけて開発され、現在1920戸の家があり、住人は約4000人です。丘陵地にあり、青い空、白壁と赤い屋根瓦の家、緑の芝生と樹木のある、美しい静かな住宅街です。ここに住むためには、土地と家を購入しなくてはなりません（4000万~5000万円）。ご夫妻の家は建坪45坪の平屋で、平均的な広さです。居住には55歳以上という年齢制限がありますが、最近は親の介護などのために45歳以上の家族も住めるようになりました。主に退職した人が住んでいますが、勤めに行く人もいます。

コミュニティへの出入りは守衛のいるゲート四つで管理されていて、しかるべき理由がなければ中に入ることができません。私たちが訪問した日は事前に私たちの訪問が守衛に伝わっていたので、ゲートを通ることができました。

ここは自立した人を対象にしているためコミュニティの中に店はなく、買い物は車で近くのスーパーマーケットに行きます。そのため車の運転ができなくなると、ここでの生活は困難になります。

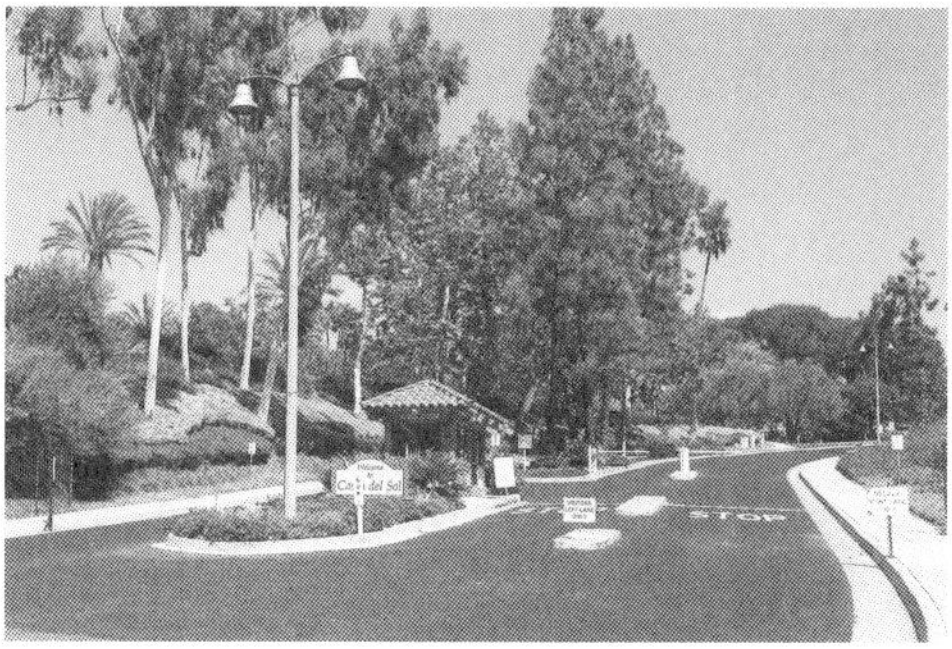

カスタ・デル・ソルのゲート

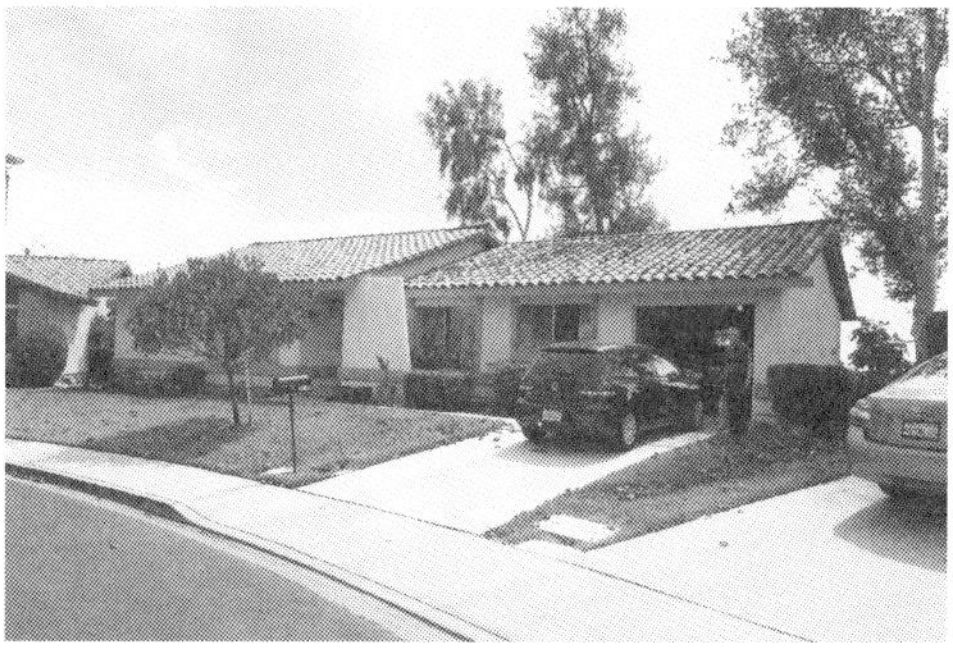
猪熊さんの家　家の前の芝生はコミュニティが管理

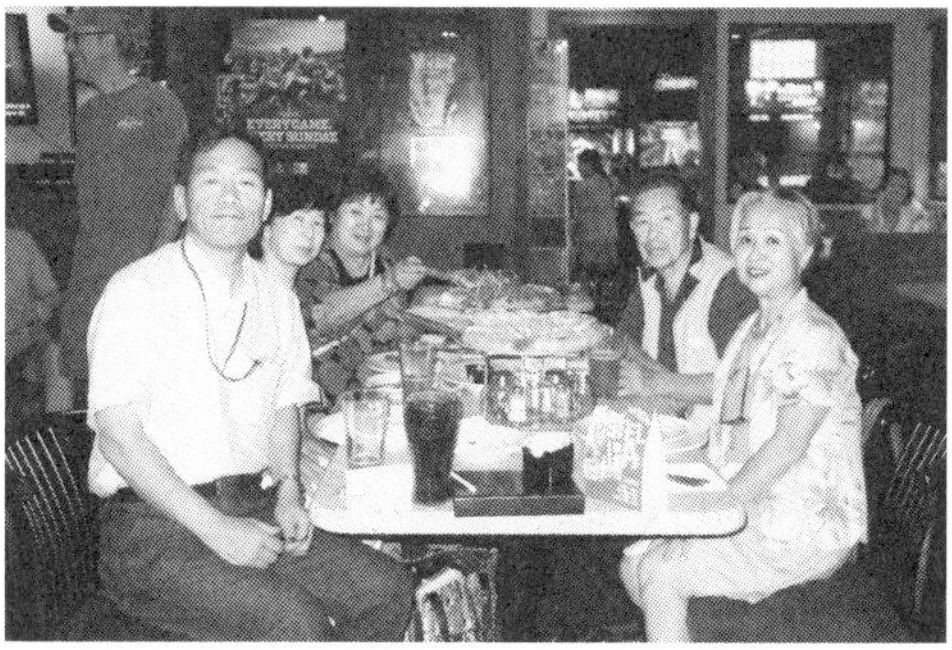
猪熊ご夫妻（写真右）と

「とにかく公共の乗り物が不便な社会。自由に暮らすためには自分で運転することが必須です。もちろん、高齢者用のタクシーシステムもあり、送り迎えのサービスも格安で頼めるのですが、やはり老人はできる限り自力で運転をしようとします。わが家のお隣さんは90歳のおじいさんですが、買い物や子供の家に行くのはもちろん、毎週ゴルフや教会にも自分で車を運転して行っています。反対側のお隣さんは90歳近くで心臓の異変で急死されましたが、やはりその直前まで車の運転をされておりました」と猪熊さん。

住民は主に白人で、黒人やメキシコ人はいません。日系人は数人いますが、つき合いはないそうです。コミュニティの掃除をするのは主にメキシコ人です。

娯楽施設として、プール、テニスコート、パドルテニスコート、フィットネスセンター、エアロビクス場、ゴルフ練習場、ローンボウリング場、畑、植物園、スパ、ダンス・コンサート会場、ビリヤード場、図書館、陶芸をはじめとした工芸教室など多くのものがあります。これらを含む管理費は月3万2000円ですが、畑の使用料は別に月2000円必要です（1ドル＝100円で換算）。

コミュニティに隣接して18ホールのゴルフコースがあり、ご夫妻はよく利用するそうです。料金は割引で約2000円。日本と違ってキャディはつかず、クラブハウスもありません。娯楽施設は大変充実していますが、私たちが訪れたのは9月初めのとても暑い日だったので、残念ながらプールとビリヤード場にしか人がいませんでした。

医療については、ホームドクターを20年前から決めており、必要時に受診します。高齢者コミュニティに住んでいても、医療の受け方に違いはありません。医療保険は、メディケアという65歳以上が対象の公的医療保険に月2万円、私費の医療保険に月2万円払います。ここの住人の方は、どこで最期を迎えているのかをお聞きしたところ、ご近所の方たちは自宅で亡くな

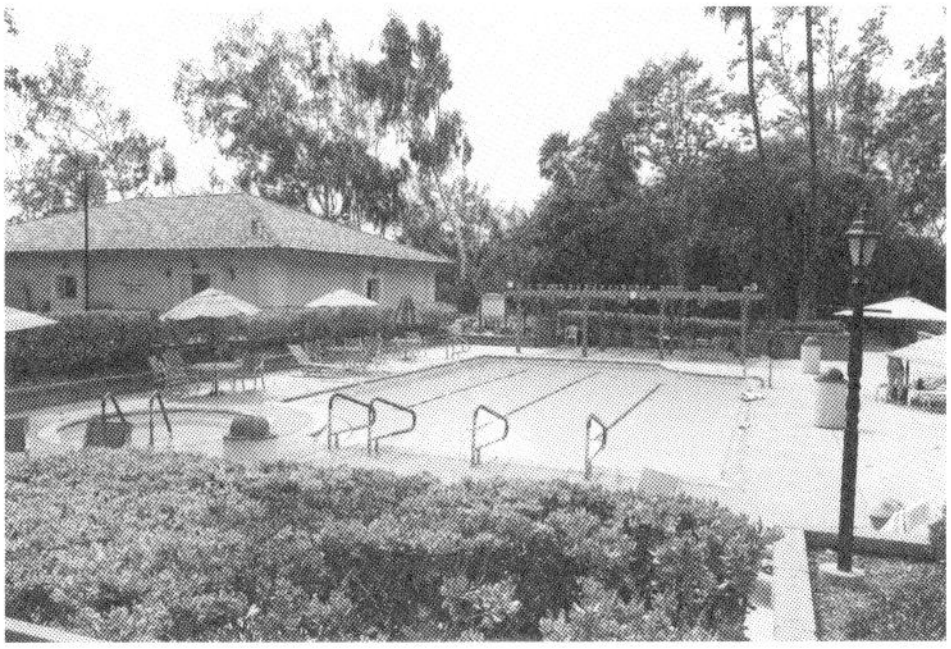

カスタ・デル・ソルのプール

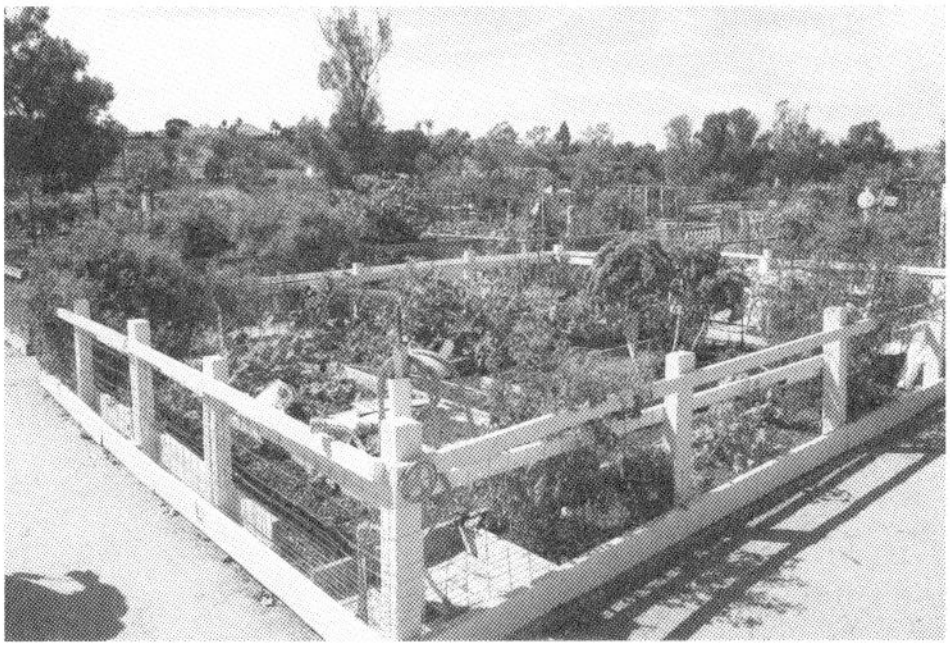

同コミュニティの家庭菜園

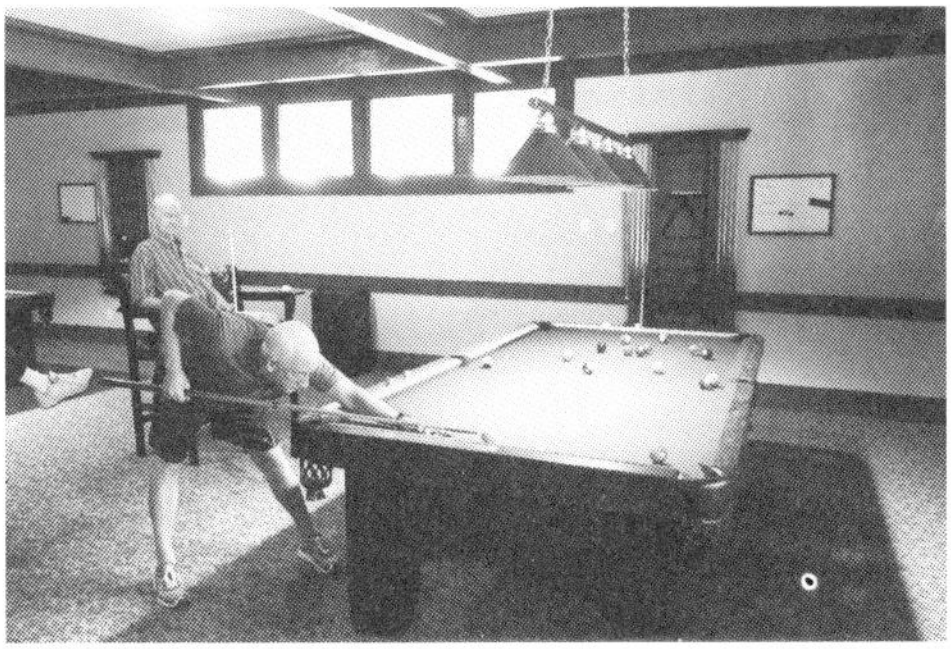

同コミュニティのビリヤード

っていました。お隣の方は家族に介護され、ホスピスサービスを受けて亡くなりました。

猪熊さんは、「政府の補助を当てにして、治る見込みのない老人を人工的に無理な延命措置で生かすケースは特殊だと思います。宗教的、あるいは道徳観念の違いなのかも……。どちらがいいと軍配を上げることは難しいでしょうが、本人が幸せでない形での長生きは、無駄との観念が強いのがこちら式なのかも。それが介護システムにも反映されているのでしょう」とおっしゃっていました。

自宅で死んでいくためには、子供の人数が多くて家族から介護を受けられるか、お金があって介護者を雇えるかのどちらかです。アメリカの訪問介護は値段がとても高いのです。

ご夫妻が八年前に「カスタ・デル・ソル」に引っ越してきた理由は、海辺の家に比べ暖かいこと、子供や若者がいないので静かでよいこと、住民が同年齢のため考え方が同じで暮らしやすいこと、治安がよいことだそうです。近くに二人の子供さんとそのご家族がいらっしゃるせいか、高齢者だけのコミュニティに住んでいても寂しくないとおっしゃっていました。

そして、「日本人と比べると、こちらは個人主義的、または自分勝手と思われがちで、事実親の面倒を見ない子供たちは多いのですが、全般的な傾向としては、老人・身障者などの弱者をいたわろうとする若者たちは多いと思います。また、社会的にも各所でシニア割引やシニア用の駐車スポット、車いす優先策などが徹底しているのです。老人には住みやすい優しい環境だと思います」とおっしゃっています。

日本に高齢者コミュニティは根づくか？

日本初の高齢者コミュニティ「スマートコミュニティ稲毛」が2010年に千葉県に建設されました。アメリカと同じように、元気な高齢者が住居（分譲マンション）を購入して、スポーツ、趣味などを楽しみます。ただ日本は、①住居の価値が年月とともに下がる、②住み替えをしない、③治安がいい、④子供に家や財産を残す、⑤子供と一緒に暮らす人がいる、⑥老後を明るいものと考えない人が多い、⑦老後に娯楽を多く求めない……など、アメリカとは異なる環境と考え方があるため、現状では高齢者コミュニティは根づきにくいかもしれません。

しかし時代は変わりつつあり、老後を活動的に楽しみたい人や、健康状態が悪化したときのことを心配する人が増えています。そのため、居住者を継続してケアする高齢者コミュニティができれば歓迎されるかもしれません。私も住みたいと思います。いずれにしても老後の暮らし方を考えるうえで、アメリカの高齢者コミュニティの姿は参考になります。

欧米豪6カ国の終末期医療の現場を見て——Ⓚ

スウェーデンから始まり、6カ国の高齢者の終末期医療の現場を私たちは見てきました。2007年にスウェーデンの終末期医療の実態を初めて知ったとき、スウェーデンだけが世界中で違うことをしているのではないかと思いました。そのため、他の国の状況を確かめたいと思ったからです。

今回、これらの国の医療現場を訪問して驚いたのは寝たきり老人がいないことでした。もちろん寝たきりの人はいましたが、日本のようにチューブから栄養を受け、手足の関節も固まって寝返りも打てず、一言も話さず、何年も寝たきりのままの老人はいなかったという意味です。

その理由は、高齢で寝たきりになったら、経管栄養などの延命措置は行わないので短期間で亡くなっているためでした。その根底にあるのは、人は必ず死ぬものであり、その人の尊厳を損なってまで延命を図ることは倫理的に許されないという考えでした。

なぜ、日本では寝たきり老人が多いのか

どうしてこうも日本と違うのでしょうか。真っ先に浮かぶ理由が日本と欧米の宗教の違いで

す。そのことをスウェーデン訪問の際にタークマン先生に聞いてみました。彼女は、「昔は胃ろうや鼻チューブの患者がたくさんいた。しかし、今ではそんなことをしてまで命を延ばすのは倫理的でないとの考えが広まり、終末期は〝食べるだけ、飲めるだけ〟が社会常識になった。だから宗教は関係ないはずです」と断言しました。確かにスウェーデンでは宗教は以前と変わっていないのに、経管栄養はなくなりました。宗教ではないとすると何が違うのでしょうか。

第一の理由は、生き方の違いが死に方の違いを反映していることです。アメリカ・カリフォルニアの高齢者コミュニティに住む人とわが国の高齢者とでは、老後の暮らしぶりが大きく違っていました。国際百寿者研究会の報告でも、アメリカは元気のよさが飛び抜けてよいとありました。

日本では、退職した後に「さあこれから遊ぶぞ！」と積極的に人生を楽しむ人は、そう多くないと思います。高齢者だけのレジャー施設もありません。これまで高齢者はどちらかというと、若い人に遠慮してひっそりと暮らしていました。「老いては子に従え」と、暮らし方や医療の内容まで子供の意見に従う人がいます。

それに比べ、欧米の人は「人生は楽しむためにある」「ベッドの上で、点滴で生きていて、何の意味があるのか」「楽しいとかうれしいとかがわからなくなってしまっては、生きていても仕方がない」とはっきり言います。そのため、経管栄養などで延命されることなく、思いきりよく死んでいきます。生き方の違いが、死に方の違いに表れているのではないでしょうか。

第二の理由は、日本では自分の親ががん以外で死ぬことに納得できない人が多すぎることです。

今の日本で80歳を超えると、心疾患、肺炎（その多くは誤嚥性肺炎）、脳卒中などがん以外の病気で死ぬ人のほうが圧倒的に多いにもかかわらず、です。結局、家族の強い要望で患者を苦しめるだけの延命措置を行うことになります。

76歳の方が1回目の脳梗塞から五年目に再び倒れ、意識不明になりました。脳梗塞の再発でした。最初に運ばれた脳神経外科の病院では、高齢でもあるので積極的な治療をしないで様子を見ることを勧められました。

しかし、家族の希望で別の病院へ搬送され、そこでありとあらゆる治療が行われました。中心静脈栄養、経管栄養、気管切開による人工呼吸、尿が出なくなってからは血液透析でした。結局、意識は戻ることなく亡くなりました。最後は体中むくみでぶくぶくになり、そのままでは棺桶《かんおけ》に入らなかったので無理やり押し込んだそうです。裂けた皮膚からは水分が出て、人に見せられる遺体ではなかったと家族は言います。

もし、この方ががんの再発だったなら、こんな治療は受けなかったはずです。おそらく最後は緩和に徹した医療を受けたと思います。年をとったらがん以外の原因で死ぬほうが多いことをあらためて認識すべきです。

第三の理由は、日本ではいったん開始した人工栄養や人工呼吸器装着を中止すると、警察が介入したり、訴えられたりする可能性があるためです。結局、延命措置を続け、寝たきり老人をつくることになります。

第四の理由は、医療制度の違いです。

私たちが訪れたスウェーデン、オーストラリア、オーストリア、オランダ、スペインは公的医療機関が多く、人口の高齢化による医療費を抑制したい国の意向が医療に大きく反映されます。

医療制度の違い

	日本	欧・豪	米国
医療機関	民	公	民
財源	公	公	民

一方、アメリカの医療は民営であり、同じように医療費を抑制したい民間保険会社の意向が医療に反映されます。

日本の場合は国民皆保険であり、医療費を支出する（財源）のは公的機関ですが、医療費を請求するのはほとんどが民間の病院です（約80％）。支出する側が医療費抑制のため二年ごとに診療報酬を下げてくるので、病院側は経営のため濃厚医療をある程度行わざるを得ません。国・公立病院でも独立採算が求められているので同じです。そのため、国が高齢者の終末期にかかる費用を抑制しようとしても、請求する側は経営のため濃厚医療を行うことになります。

このように欧米豪は人工栄養で延命されたくないという国民の要望と、高齢者にかかる医療費を抑制したいという政府の方針が一致し、現在の状況が生まれたのだと思います。

昔の日本の看取りが、今では世界の常識に

多くの国を見て回り、現在の日本の高齢者の終末期医療は世界の非常識であることを知りました。終末期は食べるだけ、飲めるだけ、というのは日本でも50年ぐらい前までは普通に行われていたことです。そのようにして高齢者は自宅で安らかに看取られていたのです。終末期にも濃厚な医療が施される現在、外国に行かなければこのことに気づくことはなかったでしょう。医療の発展の中で失われた、昔の日本の看取りのよさを取り戻したいと思います。時代は変わっても、死に方は変えたくないと思います。

患者の権利に関するリスボン宣言（第34回世界医師会総会、1981年）の中に「患者は尊厳のうちに死ぬ権利をもっている」と明記されています。人は必ず死にます。そのとき、尊厳ある死でありたいものです。

コラム

フランス、イギリスの終末期医療は……——K

私たちはフランスを訪れていませんが、フランスも延命のための胃ろうは造らないそうです。読売新聞医療部記者の藤田勝さんが、興味あるレポートを読売新聞の医療サイト「yomiDr.／ヨミドクター」に掲載しています。それによると、フランスで胃ろうを造るのは回復の見込みのある人だけ、つまり、治療の一環として実施しており、単に延命のためには造りません。フランスで胃ろうを造っている医師に、日本では高齢者が食べられなくなったら胃ろうで延命していると話しても、理解してもらえなかったそうです。

また、フランスでは2005年に終末期医療の患者の権利を保障するレオネッティ法ができ、終末期の医療は緩和ケアを中心に行うことがより鮮明に打ち出されました。そのため、日本のような延命措置は行われなくなりました。

イギリスも訪れていませんが、終末期の医療はフランスや他のEU（欧州連合）諸国とほぼ同じだそうです。また、イギリスにはリバプール・パスウェイといって、患者の死が数日以内に訪れると判断したときに、それ以降は決められた診療計画（クリニカル・パス）に基づいて医療措置を行います。終末期医療を標準化することで質の高い医療を行うために２００３年につくられました。内容は緩和を中心とした自然な看取りです。

第6章

納得のいく死を迎えるために

終末期医療に関する最近の全国調査から見えてくることは——Ⓚ

自分はどのような終末期医療を受けたいかについて、全国規模の調査が最近三つ行われました。

一つ目は、厚生労働省が2014年3月に発表した「人生の最終段階における医療に関する意識調査」です。自分が末期がんの終末期になった場合に、望まないものとして、中心静脈栄養（56・7％）、経鼻栄養（63・4％）、胃ろう（71・9％）、人工呼吸器装着（67・0％）、心肺蘇生処置（68・8％）が過半数を占めました。

また、認知症が進行し、身の回りの手助けが必要でかなり衰弱が進んできた場合、末期がんのケースに比べさらに多くの人がこれらの医療処置を望まず、望まない人の率は、中心静脈栄養（66・9％）、経鼻栄養（71・1％）、胃ろう（76・8％）、人工呼吸器（73・7％）、心肺蘇生処置（75・6％）となりました。

二つ目は、高齢社会をよくする女性の会（代表・樋口恵子さん）による「人生最期の医療に関する調査報告(2013)」です。

調査対象は全国の10〜90代の男女5390人(男1359人、女4031人)です。私たちが注目したところを紹介します。

1　心肺蘇生や人工呼吸器装着について

「あなたが意思表示できない状態になり、さらに治る見込みがなく、全身の状態が極めて悪化した場合、心臓マッサージなどの心肺蘇生をしてほしいか」の問いに対して、してほしくない(71・3%)、してほしい(15・9%)、わからない(12・8%)。世代別には、80歳以上に限っても、してほしくないが71・4%と全体と同じでした。

さらに、このような状況で「延命のための人工呼吸器を装着してほしいか」に対しては、してほしくない(86・6%)、してほしい(4・6%)、わからない(8・8%)。世代別には、80歳以上でも、してほしくないが85・4%でした。

2　胃ろうや鼻チューブによる栄養について

「あなたが意思表示できない状態になり、さらに治る見込みがなく、食べられなくなった場合、延命のために栄養補給を望むか」という問いに対して、胃ろうをしてほしくない(85・4%)、してほしい(4・4%)、わからない(10・2%)でした。

また、鼻チューブについても、ほぼ胃ろうと同じ結果でした。この調査からもわかるように、心肺蘇生や人工呼吸器装着は7割以上の人が、経管栄養（胃ろうや鼻チューブ）に至ってはほ9割近くの人がしてほしくないと回答していました。

興味深いことに、若い人もお年寄りもほぼ同じ結果でした。30代、40代の人は、自分の死を遠い将来のことと考えています。50代、60代、70代の人は、自分の死をまだ先のことと考えています。一方、80代の人は自分の死を近い将来のことと考えています。したがってこれらの回答に差が出るはずだと思っていたのですが、それぞれの世代で回答に差はありませんでした。つまり、胃ろうや鼻チューブをしてまで生きていたくないのは、どの世代でも同じなのです。

この調査では、医師と看護師における回答も比較しています。まず、胃ろうをしてほしくないは、医師（85・1％）、看護師（88・8％）、鼻チューブをしてほしくないは、医師（84・0％）、看護師（94・1％）と、医師より看護師は「してほしくない」を選ぶ人が多いという結果でした。これは、看護師のほうが患者に接する機会が多く、患者のつらい状況をよく見ているからだと思います。

この調査は、わが国の高齢者の終末期医療のあり方を考えるうえで、大変重要です。結果からわかるように、現在行われている高齢者の終末期医療は、国民が将来自分に望むものとは正反対です。仮に、現在延命措置を受けている本人がもし意思表示できるものならば、ほとんどの人が現状に対して異議を唱えるはずです。

三つ目の調査は、読売新聞が2013年9月に行った「全国世論調査」です。終末期に延命のための医療を受けたいかと聞くと、「そうは思わない」と答えた人が81％に達していました。予想どおり、多くの人は延命のための処置を望んでいませんでした。しかし現実には、終末期の高齢者に経鼻栄養、胃ろう栄養、中心静脈栄養、人工呼吸器装着、心肺蘇生処置が広く行われています。これらの調査結果を基に、私たちは希望する医療が終末期に行われるように、医療を変えていかなくてはなりません。

まったく同感です

私の母は現在91歳になり、介護施設に約7年間お世話になっています。痴呆症も患っており、何もわかりません。ただ（経管栄養で）食べて、排泄しているだけです。そんな母をみていると「命」ってなんだろうと、いつも考えさせられます。

私は自分で動けなくなったら、食べられなくなったら、笑顔が消えたら、死んだほうが幸せと確信しています。自分のため、そして家族のためでもあると考えます。

呼吸をしていれば「生きている」と言えるのでしょうか。できることなら、自分の最期くらいは自分で決めるような死に方をしたいと思っております。希望がなくなったとき、笑顔がなくなったとき、医療の世話にならなければ生きていけなくなったとき、それは「新しい死のあり方」だと思います。

［オーパーツ］

延命措置は生前から家族と話し合いをするべき

食は味を感じ楽しまなければ意味がないと思っていますから、私自身、認知症にかかわらず他の病気でも末期症状の場合は、胃ろうなどの延命措置は拒否するつもりですし、そのことは家族に対しても考えているところです。

確かに、食事がとれなくなれば死に直面しますが、昔はそれが普通だったのですから。祖母は92歳で亡くなりましたが、周りの高齢者の方々もだんだん食が細り、自然な形で死を受け入れていたようです。そのような場に遭遇しているので、今のような医療のやり方に違和感を感じてしまいます。

もちろん、本人が延命措置を希望しているのであれば論外ですが。ふだんから家族と話し合っておくことは大事かと思います。

［kanako］

ベッド数不足を解決するには……——著増する死亡者数——Ⓡ

「死亡場所別、死亡者数の年次推移と将来推計」（厚労省、2013年）によると、「今後、死亡者数は増え続け、2030年には年間の死亡者数が今より約40万人も増加するが、看取り先の確保が困難」とあります。そのため、中央社会保険医療協議会（厚労省）はベッド数不足を解消するため、在宅療養を担う診療所等の機能を強化し、自宅・介護施設・高齢者住宅における看取りを増やそうとしています。

しかし現実には、自宅や施設での看取りに協力してくれる医師や看護師が不足しており、患者は急変すると救急車で病院へ運ばれます。

そこで、ここではベッド数不足を解決する方法を考えてみたいと思います。日本の病院病床数は、2013年が158万床（一般90万床、精神34万床、療養33万床）でした。療養病床33万床のほとんどは、胃ろうを含む人工栄養で何もわからぬまま何年間も生かされている寝たきり老人です。今後、このような患者に人工栄養を行わないとすると、患者は早く亡くなり、ベットの回転が速くなります。仮に療養病床で寝たきりのまま2年間生かされている患者が、自然な看取りにより2カ月で亡くなるとすると、ベットの回転率は12倍になります。死亡者数が年間

死亡場所別、死亡者数の年次推移と将来推計

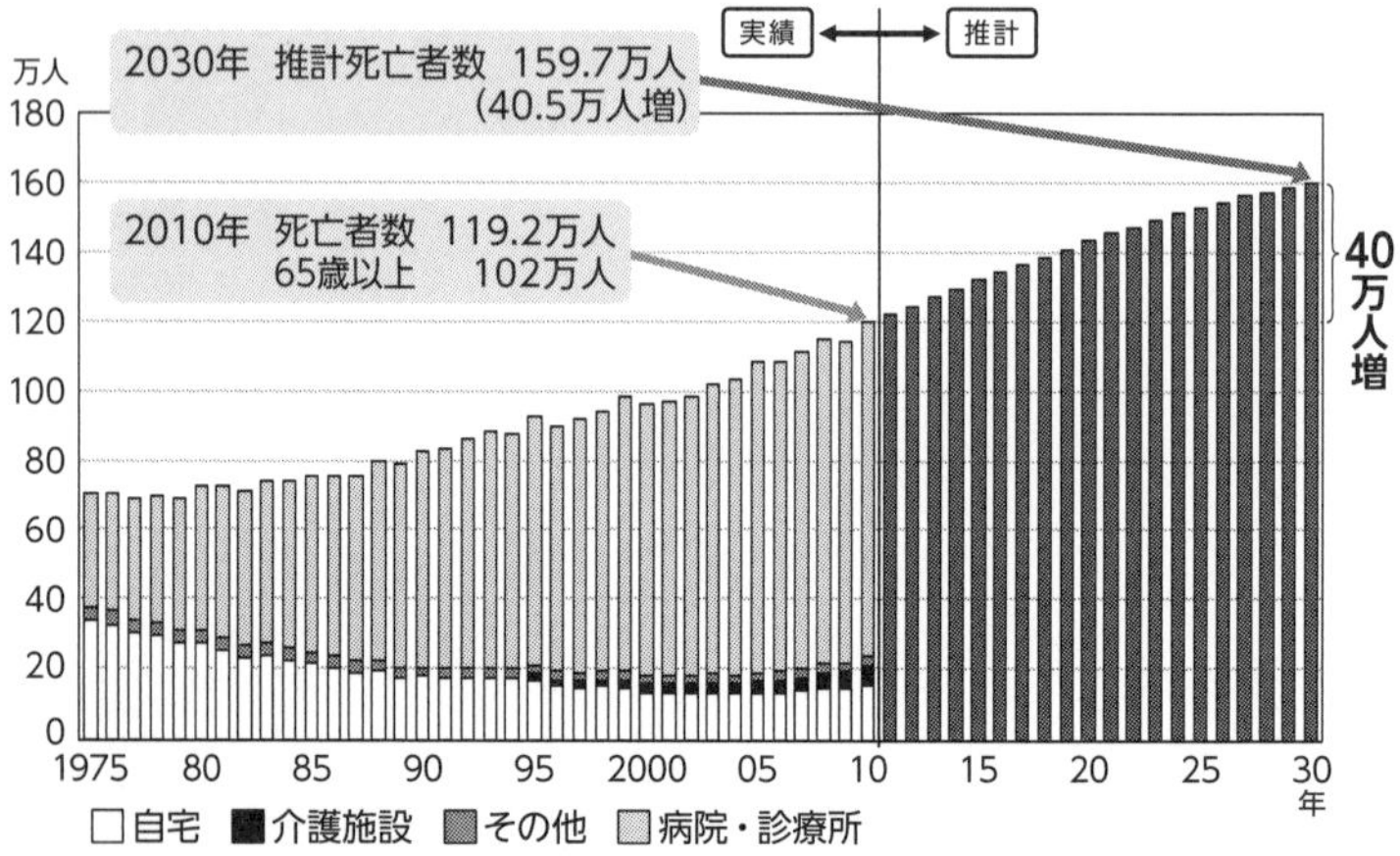

課題 **2030年までに約40万人死亡者数が増加すると見込まれるが、看取り先の確保が困難**

※介護施設は老健、老人ホーム
資料：2010年までの実績は厚生労働省「人口動態統計」、2011年以降の推計は国立社会保障・人口問題研究所「人口統計資料集（2006年度版）」から推定

40万人増加しても、現在の療養病床33万で十分対応可能です。

高齢者の命とベットの回転率を同等に論じるのは不謹慎だと思われる方もいるでしょう。しかし、財源は限られています。その上、自然な見取りのほうが人工栄養を行うよりも安らかに死んでいけるという事実からも、無用な延命処置はやめるべきです。

世界に誇る日本の医療保険制度を守るためには、皆が知恵を出し合ってベッドが不足する事態を避けなくてはなりません。皆が医療の恩恵に浴するために。

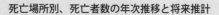

病院でも自然死を

「胃ろうをつけないなら退院してください」という医師がいまだにいるのが現実です。治療しないなら即退院、という現在の病院システムでは、点滴も胃ろうもしない看取りはあり得ないのでしょうか。

診療報酬を改正し、むやみに治療せず、清拭やおむつ交換を行いながら看取る病棟をつくり、報酬を手厚く……なんて、無理でしょうけど。そうやって自然死が周知されれば、徐々に在宅で看取る人がまた増えてくるのでは？　と思います。（飲食しなくなれば）期間も短いので、介護休暇も取りやすいと思うのですが……。（後略）　［さんぽ］

ことさら死を恐れることのない高齢者――Ⓡ

これまで私たち医師は、高齢者には「死」をイメージさせることは話さないようにしてきました。怖がらせてしまうと思ったからです。しかし、実際には、死について話しても多くの高齢者は怖がることはありません。むしろ、死に対して自分の意見をはっきり言ってくれます。

ある88歳の女性患者さんは、胆石による胆のう炎を何度も起こして、入退院を繰り返していました。再発を防ぐには胆のうを摘出するしかないことを家族に説明すると、家族は「本人の意向に任せたい」と言いました。そのため、本人に手術をするかどうか聞いてみると、「自分はもう十分に生きた。これ以上は生きていたくない。友達もみんな死んでしまった。早くお迎えが来てほしい」と言いました。

私が「死ぬのは怖くないのですか」と聞くと、「全然怖くない。時々、死んだ友達が足元に遊びに来る」と答え、死を達観しているように見えました。

また、外来通院している高齢の認知症患者さんに、「だれでも死が近くなると、食べたり飲んだりできなくなりますが、鼻から管を入れたり胃に穴を開けたりして、栄養を入れることができます。うまくいけば数年生きられますが、そのときはもう何もわからなくなっています。意思表示できる今のうちに、食べられなくなったら経管栄養をしてほしいかどうか、希望を言っておくほうがいいですよ」と言うと、少数の人は「わからない」と言いますが、多くの人は「そんなことをしてまで生きていたくない。そうなったら、もうさようならだわ。ありがとう」の一言を言って死んでいきたい」と言います。認知症であっても自分の希望が言えます。

そして、このような話をしても気持ちが落ち込む患者さんはいません。むしろ、「自分の希望が言えてよかった。これで心配がなくなった」と言います。高齢者は、私たちが考えている以上に死を自然なこととして受け止めているのではないでしょうか。
高齢者の方から、こんなコメントが寄せられました。

高齢者は死を恐れない。

86歳男性、知能も体も衰えを沢山もっていて、毎日苦痛や不安を感じていますが、それでも機械的に延命したいとは微塵《みじん》も思わない。

［小鳩］

延命

孤独な老人は延命措置など望みません。早く楽なお迎えが来ないかと願うばかりです。

［やっこ］

人間として死にたい

数年前に、病院の待合室で聞こえてきた年配者の会話。

「この年になったら死ぬことは怖くない。ただ、どんな風に死ぬのか、それを考えると怖くなる」「あんな管だらけにされて家族に迷惑かけて死んでいくのはいやだね。人間の姿で死にたいよ」。そのような内容でした。

あれから年月が過ぎ、私も年齢を重ねてわかりました。〝人間の姿で死ぬ〟の意味が。（後略）

［あいこっち］

怖くないけど苦しむのはいやだ

昨年末に後期高齢者になってしまいました。まだまだ生きて気の合った仲間たちと楽しく過ごしたいと思っていますが、一方で、いつ死んでもいいとも思っています。十分いろいろな経験をさせてもらいましたから死ぬことはまったく怖くありませんが、死に至るまでに苦しんだり、痛かったりするのは勘弁してほしいです。だから、病気が治って通常の生活ができるのならどのような医療も受けますが、単なる延命措置は一切受けたくありません。

家族にもこのことは話していますが、若い者たちがこのことを本当に理解しているかは疑問です。若者の考えと老人の考えとにギャップがあるようです。

［髭の隠居］

人生終末の迎え方に灯り？？　の期待

古希が近づいたこの頃、とみに人生終末のあり方を考えさせられるようになった。最近読んだ本で、今の日本の病院で当たり前となっている老人に対する処置（点滴や胃ろうなど）のほとんどが無用で、ただ本人を苦しませているに過ぎない、という内容は大いに納得した。幸いにして老いによって人生を閉じることができるならば、自然に逆らわずに穏やかに逝きたい、とだれしもが願うのではないだろうか？

見送る人間の思惑や世間への体裁、医師の考え、病院の経営方針などに振り回されたくない。最期は静かに幸せに終わりたい。無用な処置のために、意識がなくても顔色ばかりよくて無為に生き続けている老人、痴呆で人間性を無視されて生かされている老人、動くこともままならず安心・幸せの居場所をあきらめざるを得ない老人、本人が望まぬ生き方でも抗うこともできず、許されずの現実。世の豊かさと医療の発達で人間が置かれるべき方向を誤ってはならないと思う。

最近になって、この類の問題を具体的に提起する本や話題が急に増えてきたことを思うと、もう少し待てばこれらの考えがもっと浸透し当たり前な世の中になるのでは？　とちょっぴり期待している。西欧ではすでに常識といわれる考え方、日本も真剣に取り組んで正しく明快に確立してほしい。

［ティータイム］

一方で、こんな意見もありました。

オブラートに包まれた言葉

人は生を受けたその瞬間から未知の死への道のりが運命づけられている。老いも若きもだれしも、死への恐怖を持ち備え、生まれてきたのが人間であり、それが自然の姿であります。古今洋の東西で宗教が芽生えた理由がそこにあります。

死は怖くない。一見達観しているように見える高齢者。それは根源的な真の人の心ではありません。オブラートに包んだ外向けの感情表現であることを見抜いてください。死は怖いと思う心底の琴線を察してください。そこにこそ医療のあり方の出発点があるように思います。

［美波（75歳）］

何人かの方が書かれていましたが、人がどのように死を迎えるかは死生観によるものだと考えます。それはその国の民族性にも表れていると思います。

現在の医療の何が何でも延命させなければいけないという考え方は、昔からの日本人の考え方でしょうか？

私は今看護師として急性期の病院で勤務しています。そして、歴史に興味があり、近代の日本の歴史に触れる機会を多くもちました。

私の読んだ本で『逝きし世の面影』（渡辺京二）というのがありますが、幕末から明治維新にかけて日本を訪れた外国人の日本に対する記述を分析した本です。当時の外国人が日本人の死生観について記述したと思われる部分がありました。それには日本人は死を恐れないと書かれてあります。命を粗末にするというのではなく、そこには武士道という日本精神を表した日本人独特の死生観というか生き方を外国人がそのように表現したのだと思います。

戦後、アメリカからＧＨＱが来て、戦前の日本人の生き方を否定するような教育がなされたために、日本人の死生観まで変化してしまい、現在に至っているように思います。この問題はもう一度、日本人の原点に戻らなければ答えが見つけられない気がします。

私の勤務する病院でも胃ろうの患者は多いです。以前勤めていた老健施設では、毎日ただ黙っていすに座っているだけという利用者を見ていて、これが人間の生き方なのかと考えたことがあります。

［古事記が好き］

長い人生の中で築いてきた高齢者の死生観を現代医療は尊重しなくてはいけないと思います。死を恐れているのではないかと思い、高齢者へ延命措置の希望を聞かないと、本人の望まない医療が行われます。医療者は普段から、患者がどのような死を迎えたいかについて患者本人と家族を交えて話し合うことが大切だと思います。

グループホーム「福寿荘」の最期まで食べさせる取り組み――Ⓡ

知人の武田純子さんが運営している札幌のグループホーム「福寿荘」では、認知症の人が最期までおいしく食べて、安らかに旅立っています。本人と家族は、終末期に経管栄養や点滴を希望しません。

認知症は進行すると、口やのどの筋肉の動きがコントロールできなくなり、飲み込みが悪くなります。そのため、口の中の雑菌や食べた物が肺に入り、大半の人は誤嚥性肺炎で亡くなります。

福寿荘（5ユニット、定員42人）では、2000〜2013年に合計40人を看取りました。しかし、誤嚥性肺炎で亡くなった人は40人中二人しかいませんでした。認知症の人は誤嚥性肺炎で亡くなるのが当たり前と思っていた私には、衝撃的でした。

どうして、最期まで口から食べて誤嚥性肺炎を起こさずに死んでいけるのか？　鍵は次に挙げる努力にありました。

覚醒度の重視

眠っている人や、うとうとしている人に食べさせると、むせが起こり、食べ物が肺に入ります。そのため確実に目が覚めているときに、食事介助をします。寝ている人を起こしてまでは、食べさせません。朝食の時間は5時の人もいれば、9時の人もいます。

姿勢保持

姿勢が悪いと、むせて食べ物が肺に入ります。いすに座らせるときは、左右・前後に傾かないように、背筋は真っ直ぐかつ少し前かがみになるようにします。そのため、いすを数種類用意して、その人に合ったものを使います。さらに足台やクッションも使います。

食形態の工夫

飲み込みが悪くなっているので、食事の形態を工夫します。ご飯は、うるち米ともち米を2：1の割合で、水を多めにして炊きます。こうすると、軟らかくまとまりのあるご飯になり、飲み込みやすくなります。副食は普通につくったものを圧力鍋にかけてスプーンでつぶれるぐらいに軟らかくします。お茶は軟らかいゼリー茶を作ります。味噌汁はとろみをつけます。

食器の工夫

口に当たる感触が軟らかいので、木製のスプーンを使います。箸が使えなくても手に箸を握らせて、自分で食べている気持ちになってもらいます。プラスティックの食器は使わず、陶器、漆器を使います。認知症の人は食器の絵柄を食べ物と思ってしまうことがあるので、食器は無地のものを使います。

食事介助の工夫

食べさせ方が悪いと、むせて食べ物が肺に入ります。1回に食べさせる量は普通のスプーン1杯分で、決して大きなスプーンを使いません。介助者は本人の正面に座り、本人と目線の高さを同じにします。本人に食べる物を見せて、正面から口に入れます。ごっくんと飲み込んだことを確認して、次の一口を入れます。横からの介助でも安全に行える場合は、介助者は本人の利き手側に座ります。右利きの人は、右から食べるからです。本人がつけるエプロンは、ビニール製ではなく感触のよい布製を使います。

おいしさの工夫

おいしく食べてもらうことを大切にしています。かつおぶし、昆布、煮干しでだしをとります。お年寄りは甘い物が大好きです。そのため、この施設では1年間に150kgの豆を買い、煮豆が冷凍庫に常備されています。食が進まないときでも、煮豆は喜んで食べます。おはぎも大好きです。先ほど紹介したご飯を握り、その上にあんこをかければおはぎになります。

お寿司も大好きです。先ほどのご飯を酢飯にして小さく握り、ホタテ、マグロなどを叩いて冷凍庫で少し固めたものをその上にのせると、喜んで食べます。ようかんも薄くスライスすると喜んで食べます。ある92歳の方は、エクレアを2個食べた2日後、眠るように大往生しました。

食べる回数の工夫

日中でも眠る時間が増えてきた終末期の人は、起きているのは食事のときだけです。そのため、生活を楽しむ時間を持ってほしいと、私たちも参加して、食事を1日2回にする研究をしました。食間にはおやつを入れ、総カロリーは変えていません。3回食べていたときは、家族がおやつを持ってきても、食後で寝ているため、食べる時間がありませんでした。2回にしてからは、起きている時間が増え、おやつを職員と一緒に楽しむようになり、笑顔や活気が出てきました。また、食事の間隔が延びたことによりおなかがすき、食べるスピードは速くなり、残さず食べるようになりました。体重や栄養状態を示す血液検査の数値も変わりませんでした。結局、終末期の人には2回の食事とおやつがよいことがわかりました。この成果はNHK「朝のニュース」で全国に紹介されました。

このように、食べさせる工夫を行えば、高齢者は少量ですが最期のときまで口から食べることができます。頑張って生きてきたので、このうえさらに経管栄養を希望する家族はいません。うらやましい最期です。「福寿荘」の入居者は皆、「病院には行かないでここで死にたい」と言うそうです。高齢者を介護する者は、こうありたいと思います。

「リビング・ウィル」が生かされるかどうかは担当医師次第——Ⓡ

私は将来、意思表示ができなくなるときのことを考え、次のような医療の要望書「リビング・ウィル」を書いています。二人の子供にその内容と保管場所を伝え、私の希望をかなえてくれるように伝えています。

「食事摂取が困難になったとき、中心静脈栄養、経管栄養は行わないでください。
また、延命のために人工呼吸器を使用しないでください。

平成15年9月21日　宮本礼子」

最近、末梢点滴を行わないことも追加しました。末梢点滴で数カ月延命すれば、やせ細って骨と皮だけになり、自然な姿で死んでいけないからです。

しかし、これを書いたからといって安心できないのが今の日本です。私の希望がかなえられるのは、今のところ、自然な看取りをしている数少ない病院・施設、自宅しかないからです。私が死ぬときまでには、人工栄養や人工呼吸器で延命しないことを理解してくれる医師が増え、全国どこでも、延命せずに安らかに死んでいけることを願っています。

最近、アルツハイマー病で入院している82歳の男性患者の奥様が、「夫と私が、7年前に終末期医療のテレビを見て書きました」と、一枚の紙を持ってきました。それには患者さんの自筆で、

「延命措置拒否文書
私は主治医が延命措置と考えた治療を受ける希望はありません」
と書かれていました。署名もあります。本人にその紙を見せて、自分が書いたものかどうかを聞くと、「そうだなあ、確かに私の字だけどなあ」と言うばかりで、もう読むこともできませんでした。今はまだ自分でご飯を食べていますが、将来介助しても食べられなくなったときに、この書類は役に立つと思います。皆さんが持っていたらよいのですが。

100%絶対に訪れるもの

世の中には「100%絶対に」と言い切れるものはあまりありませんが、〝人の死〟は「100%絶対に」訪れるものです。絶対に訪れる自分の死に際をどうするかぐらいは、自分で決めておきたいものです。

ドナーカードではありませんが、自分が延命措置を望むかどうかを示しておけるエンジェルカードみたいなものがあればいいですね。

［ある医療従事者］

昨年父が自宅で亡くなりました

88歳で父が亡くなりました。おそらく10年も前から「宣誓書」なるものを自分で作成し、そこに「もし自分がボケたりしても、延命措置などは一切お断りする」と書かれていました。

特に疾患もなかったのですが、だんだんと体の限界がきていました。とうとう物が食べられなくなって床につき、水も飲めなくなり、最初は点滴をしていましたが、それももう限界になってきて、父に「どうする？　入院するか？　管を通すか？」と聞いたところ「いらん」と言うので点滴も外しました。そしてその1カ月後に自宅で亡くなりました。潔いと思いました。往診の主治医にも私たちの思いを理解していただき、ありがたかったと感謝しています。

〔兵庫県〕

胃ろうで生かされるのはだれのため？——Ⓡ

認知症の終末期で食べられなくなった患者さんに、「生きているだけでいいので胃ろうを造ってほしい」と望む家族がいます。また、「祖母は胃ろうを造り、10年間寝たきりだったけど、生きているだけで私はうれしかった」と言う家族もいます。本人のことは考えないのでしょうか。

88歳の男性患者さんは、脳梗塞を起こし数年前から入院しています。胃ろうから栄養を受けており、寝たきりで言葉は発せず、家族の顔もわかりません。気管切開もされ、痰の吸引や気管チューブの交換のたびに体を震わせて苦しみます。しかし、患者さんの妻は「夫は私の生きがいなので一日でも長く生かしてください」と言います。

このような「生きているだけでいい」「一日でも長く生かしてください」という家族の思いは尊重すべきと言う人がいます。でも、本当にそうでしょうか？　家族はそれで満足かもしれませんが、家族のために生かされている本人はどうでしょうか。私には本人がとてもかわいそうに思えます。

私が勤務している病院のある看護師がこう言いました。「私は母が大好きなので、将来認知症になって何もわからなくなっても、胃ろうを造って私のためにずっと生きていてほしい」。私は彼女に頼みました。「娘の願いをかなえてくれるかどうか、お母さんに聞いてみて」と。次の日、彼女はこう言いました。「だめですって。そんなことはしたくないって」。

やはり、だれでもいやなのです。事実、私の周囲には、将来の自分に胃ろうを希望する人は一人もいません。自分はいやだけれど、親や配偶者には希望する、これは許されることでしょうか。在宅介護をしている家族は別として、毎日24時間、介護しているのは病院や施設の職員です。たまにお見舞いに来る家族には本人のつらさはわかりません。もし、24時間、寝たきりで言葉も発せない人を10年も介護していたら、生きているだけでいいというのは自分のエゴに過ぎないことがわかると思います。

昔勤めていた病院でのことです。ある76歳の女性入院患者さんはアルツハイマー病終末期で、物を食べるとむせてしまい、肺炎を繰り返していました。寝たきりで言葉は発せず、家族の顔もわかりません。私がご主人に「もう食べることは無理なので、胃ろうを造りますか」と聞くと、ご主人は迷うことなく「胃ろうは造りたくない。このまま食べさせていたい」と言いました。

ご主人は、何年間も寝たきりの妻を自宅で介護し、入院後も毎朝、毎晩、みずから希望して食事を食べさせに来ていました。結局、その患者さんは、肺炎で亡くなりました。その当時の私は、むせて肺炎を繰り返すのだから胃ろうを造るのは当然だと思っていたので、ご主人の気持ちが理解できませんでした。しかし、今ではわかります。理解できなかったことを申し訳なく思います。

自分に経管栄養を希望する医療関係者はごくわずか

それでは、医師は自分にはどのような終末期の医療を望むのでしょうか。日本老年医学会の医師会員を対象にしたアンケート調査の結果があります。「２０１０年度老人保健健康増進等事業シンポジウム」の調査です。

自分がアルツハイマー病の終末期になり
誤嚥性肺炎を繰り返す場合、
どのような処置を望むか？（医師789人）

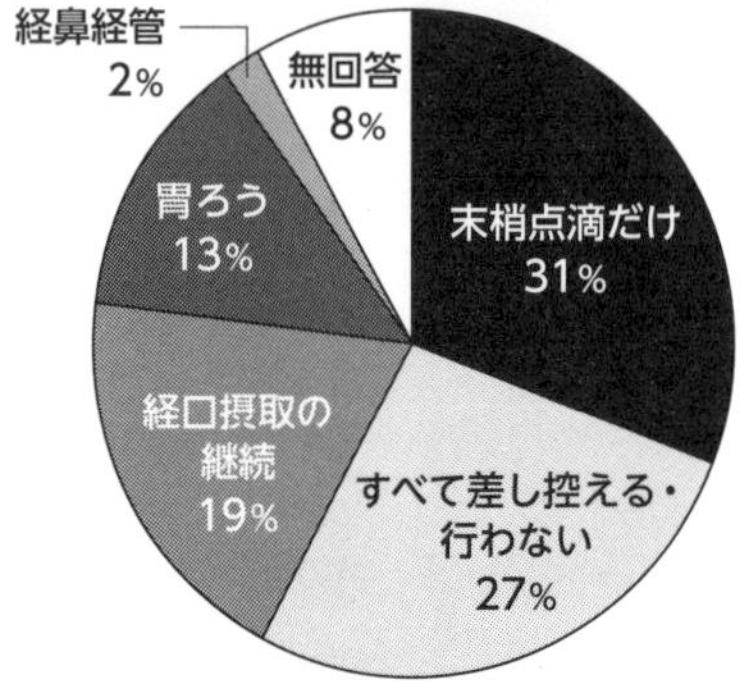

2010年度老人保健健康増進等事業シンポジウムから

「医師自身がアルツハイマー病になり、認知症が高度に進行して、寝たきりで全介助を要し、意思疎通も笑うこともできない状態で、誤嚥性肺炎を繰り返し、経口摂取が困難で、すでに末梢点滴が行われている場合、以下のどれを望むか？」という質問に対して、医師７８９人の回答は、①末梢点滴だけ（31％）、②すべて差し控える・行わない（27％）、③死んでもよいから経口摂取の継続（19％）、④胃ろう（13％）、⑤経鼻経管（2％）でした。

自分に胃ろうや経鼻経管を希望する医師は15％ときわめて少ないことがわかります。医師よりも現状がわかる看護師を対象にした同じ調査では、胃ろうや経鼻経管を希望する人はわずか6％しかいませんでした。

わが国では医師も看護師も家族も、自分にはやってほしくないことを、物言わぬ高齢者に行っているのです。一体、だれのためにやっているのでしょうか。「己《おのれ》の欲せざる所は人に施す勿《なか》れ」です。

私もたぶん

私もたぶん何も望まず終末期を迎えたいと思います。父には胃ろうをしましたが、見ていられませんでした。

寝たきりになってからは「早く楽になりたい」とばかり言っていましたっけ。そんな父も6年間の寝たきり生活の後、静かに息を引き取りました。胃ろうをしなければ、もう少し早く亡くなったかもしれませんが、そのほうが自然に思えてなりませんでした。

私は胃ろうをしてまで生きたくありません。健康なままポックリ逝きたいですね。ま、生活に支障のないような治療でしたら、受けて少しでも長生きもしたいとは思いますが……。(後略)

［ねぎポン］

祖母の胃ろうを外したいです

私の祖母は、90歳の頃に脳梗塞で倒れ、そのまま胃ろうにつながれ、その後10年以上延々と生きています。目は開けていますが、まったくの反応なし。こちらが話していることがわかっているのかどうか。

明治生まれで頑強にできているのか、今も色つやがよいままです。胃ろうチューブにつながれた当初、自分で外そうとしたので、手に網をかけられました。あれは、「外してほしい」という本人の意思表示だったのかと思います。

「だれの世話にもならない、いつ死んでもいい」と豪語していた祖母でしたが、祖母の息子である父と娘の叔母は先日亡くなり、祖母の病院に着替えを届けてくれている伯母（父の姉）もだいぶ弱ってきました。子供たちが亡くなっても、祖母は延々と胃ろうにつながれて生き続けるのでしょうか。私の母だったら、「外してください」と言うだろうと思います。

今は、祖母に着替えを届けることが生きがいとなっている伯母の気持ちを尊重して何も言いませんが。私は本質的には、医学の力を借りないと生きていけない状態となってしまえば（明治だったら亡くなっていたはずですから）、もう生きていないも同然だと思います。

［MN］

「あなたがしてほしくないことは、私にもしないで」――R

92歳のAさんが遺した言葉

最後に、92歳のAさんの話をしたいと思います。

Aさんは老衰で何も食べられなくなりました。そこで、娘さんに延命を希望するかどうか聞きました。そのとき娘さんは、「日ごろ母は、〝延命措置はしないでちょうだい。迷ったら、あなたがしてほしくないことは、私にもしないで〟と言っていました」と伝えてくれました。そのため、娘さんは経管栄養や中心静脈栄養などの延命措置を希望しませんでした。そして、1日500㎖の末梢点滴を行い、数日後に安らかに亡くなりました。

「あなたがしてほしくないことは、私にもしないで」。この言葉は高齢者の終末期医療を行ううえで、今まさに必要とされているのではないでしょうか。

自分がしてほしいように看取る

15年前に義母を見送った頃のことを思い出しました。夫はひとりっ子。相談するきょうだいもいません。突然、胃がんの末期で余命3カ月と言われた82歳の義母をどのように治療、看護したらよいか迷いました。そして、私たちの出した結論は「自分がしてほしいように看取りをしよう」ということです。治療の途中で、家族が決断しなければならないシーンがいくつかありました。その際の基準は「自分がしてほしいように看取りをしよう」です。結果、義母は2週間ほどで退院し、自宅で残りの日々を過ごしました。初ひ孫の誕生が生きがいになり、余命3カ月と言われたのにもかかわらず1年近く自宅で過ごしました。看護の素人である私たちには少々不安がありましたが、それをサポートしてくださったのが訪問看護制度です。医師、看護師の方が定期的に訪問してくれました。そして何よりも心強かったことは、家での看護が大変になったらいつでも入院させてくれると言われたことです。看護の知識もない私たちがよかれと思ってする行為によって、義母が快適でなくなってしまうことを恐れていたからです。結果、義母は息をひきとる1カ月前までは家族と一緒に食事をし、会話も楽しみました。

モルヒネの点滴で痛みがほぼコントロールできていたことも幸いでした。子の看取りが義母にとってベストであったかどうかは知るすべもありませんが……。そして私たちは義母の世話をしながら、子供たち（息子、娘）にも言いました。「将来私たちがしてほしいように介護するから、よく見ていてね」と。

[pontam]

家族が終末期医療の選択で迷う場合、「自分がしてほしいことを選ぶ」というのは、よい考えです。「あなたがしてほしくないことは、私にもしないで」と同じです。私たちはつい、「もっと食べさせなくては、もっと水を飲ませなくては」と、食べられない本人に無理強いします。そして、食べなくなったら、今度は点滴や経管栄養をしようとします。本人の思いより、自分の思いを優先させています。

しかし、旅立つ準備をしているのは本人です。よい旅立ちをさせてあげたいものです。

座談会

「安らかな死」を妨げるものは何か

司会　宮本礼子　医療法人社団　明日佳　桜台明日佳病院
認知症総合支援センター長・内科部長
大久保幸積《ゆきつむ》　社会福祉法人　幸清会・社会福祉法人　大滝福祉会　理事長
武田純子　グループホーム福寿荘　総合施設長
土田孝行　株式会社リ・ライフケア　代表取締役
訪問看護ステーション　かえで　所長
北海道訪問看護ステーション連絡協議会会長
宮本顕二　労働者健康福祉機構　北海道中央労災病院　院長
北海道大学名誉教授

宮本礼子（以下礼子）：本日は、お集まりいただきまして、ありがとうございます。わが国では現在、８割の人が病院で、残り２割の人は自宅や施設で亡くなっています。私の目には、病院で亡くなる高齢者の姿は、決して安らかなものには映りません。
　本日は、各立場の専門家である皆様とともに、〝「安らかな死」を妨げるものは何か〟というテーマで話し合い、終末期医療の抱える問題点と課題を明らかにしたいと思います。私・宮本礼子と夫・宮本顕二が病院の立場から話し、大久保幸積さんは特別養護老人ホーム（特養）、武田純子さんはグループホーム、土田孝行さんは訪問看護の立場からご意見をいただきたいと思います。

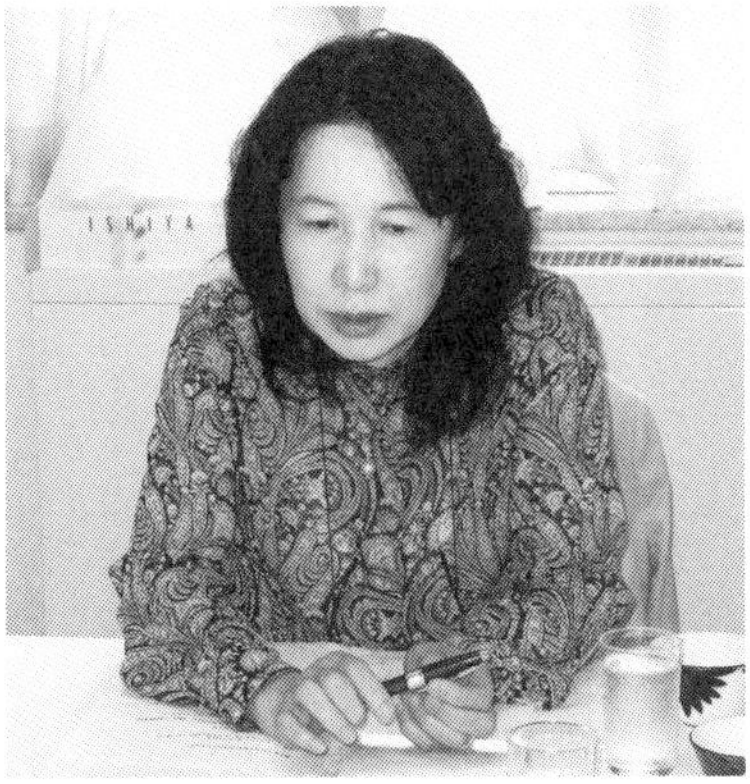
宮本礼子

●それぞれの現場での看取りの現状は？

礼子：まずはじめに、看取りの現状を教えてください。

武田：私は２０００年からグループホーム〝福寿荘〟を３事業所運営しています。定員は42名で、認知症は重度の人が多く要介護５の人が３分の１を占めております。その中で看取りを行っています。

礼子：グループホームでの看取りは増えているのでしょうか。

武田：増えています。２０１０年のグループホーム協会のアンケートによると、グループホーム全体で約15％の事業所が看取りをしたことがあるか、現在も行っていると回答しています。私たちのようにグループホーム単独で運営しているところは、看取りまで行うところが多いです。一方で、認知症が重度になると法人内の特別養護老人ホームや医療機関へ移す事業所も多いようです。また、看取りをしたことがあるといっても、たまたまそこで亡くなったのか、看取りを見据えて家族や医療者と連携して支えたのかでは大きな違いがあります。積極的に看取りをやっているところは、残念ながらまだ少ないと思います。

礼子：大久保さん、特別養護老人ホームではいかがでしょうか。

大久保：看取りが増えているかどうかは、施設間でばらつきが大きいと思います。医師が常勤医師として特養に勤めている場合は、その施設で看取りを行っている可能性が高いと思います。しかし、非常勤の場合は、週に1〜2回程度、1回数時間だけ入所者の日常の健康管理を行うぐらいですから、看取りは少ないと思います。もともと特養で求められているのは、終末期医療を考えた医師の配置ではないからです。

特養が「終の棲家《つい　すみか》」といわれるのなら、当然特養で亡くなることを想定しないといけないと思います。しかし、配置医師が終末期医療に関心があるかないかによって、看取りをするかどうかは決まります。施設や家族が今まで生活していた施設で最期を迎えさせたいと望んでも、配置医師の意向によって最期を迎えさせる場所がガラッと変わってしまうのが現状です。

礼子：医師次第というわけですね。

大久保：多くの特養の介護スタッフは、自分の施設で看取りたいと思っても、それがなかなかできない現状を歯がゆく思っています。

礼子：ありがとうございます。土田さん、訪問看護の立場からはいかがですか。

土田：実際に終末期ケア（看取り）に、私たちがかかわる機会は非常に多いといえます。私たちのところも、医師次第というのはありますね。在宅でそのまま看取られる方もいますし、医療機関に搬送され、そこで亡くなる方もいますが、訪問看護は〝主治医の訪問看護指示書〟が前提ですので、主治医や医師の所属する医療機関の方針が在宅療養に大きく影響します。

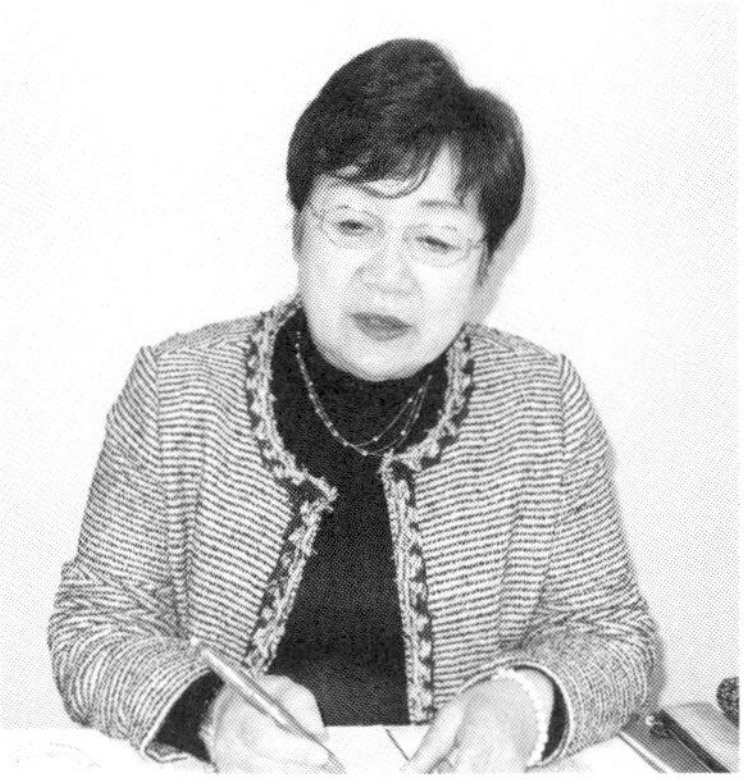

武田純子さん

僕は、北海道内の訪問看護ステーション連絡協議会の代表も務めていますが「エンド・オブ・ライフケア（end of life care）[注]」の学習会を予定しています。国の動きに合わせていくことで、各事業所が在宅の看取りを積極的に行うようになるのではないかと思います。

礼子：医師次第ということはあっても、訪問看護ステーションのほとんどが看取りをしているということですね。

土田：そうですね。全部とはいえませんが。

礼子：看取りを拒否するところはありますか？

土田：それはどうしてもあります。問題は人員不足ですね。あとは、訪問看護ステーションが本人と家族の希望に合わせるとしても、主治医が「そこまでは考えていないよ」となれば、その時点で自宅での看取りは難しくなります。しかし、限られた条件の下でできるだけのことをしたいという事業所が多いことも事実です。

礼子：現状で浮かび上がってきたのは、それぞれの場所で看取りができるかどうかは医師次第ということですね。

（注）エンド・オブ・ライフケア　病気や老いによって人生の終焉を迎える時期に提供される医療・看護・介護

●本人の意向を聞きたがらない医師

大久保：入院しているときに、本人の意思や意向を聞くことはあるのですか。

礼子：残念ながら認知症病棟では自分の希望を言える人は少ないです。日本の病院では一般的に、医師は患者さんの意向をあまり聞きません。なぜかというと、本人が亡くなった後に家族から苦情を言われたら困るので、本人よりも家族の意向を優先するのです。

大久保：本当は、本人の意思や意向が一番大事です。私の母は、自分ががんの末期だと宣告されたとき、「私は痛みに耐えられないから入院させてほしい。鎮痛剤で意識がなくなるかもしれないけれど、それでもできるだけ痛みを取ってほしい」と言いました。それが母の願いでした。父もがんでしたが、訪問診療を受けて自宅で亡くなりました。その苦しむ姿を見ていた母は、同じようにがんと宣告されたとき、自分はあの痛みには耐えられないと考えたのだと思います。

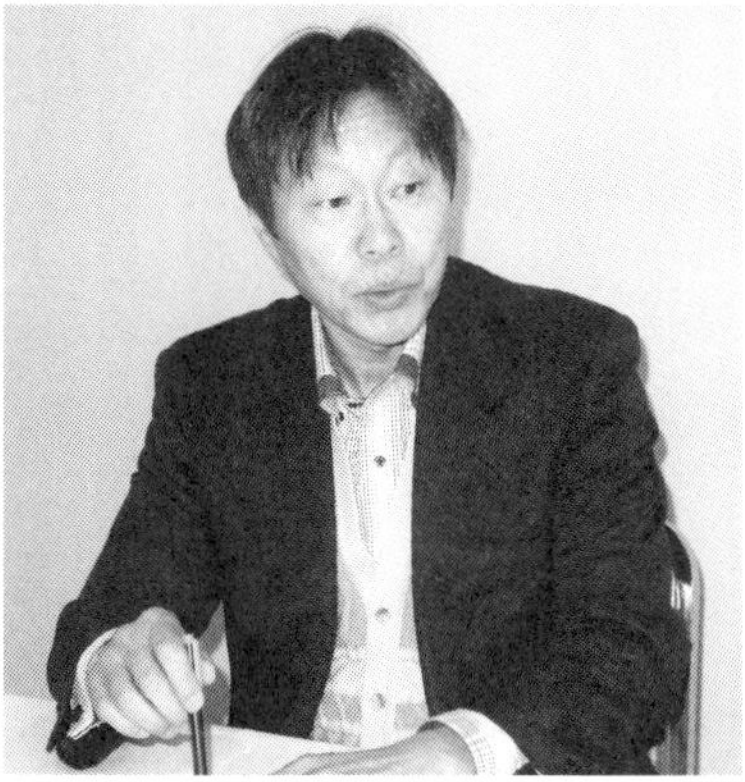
大久保幸積さん

礼子：楽にしてくれるから病院を希望したのですね。

大久保：そうです。母が入院した病院は母の願いをしっかり受け止め、痛みを抑えること以外は何もしませんでした。母がそれを望んでいましたから。治療しないことによって死期が早くなったとしても、われわれは構わないと考えました。

武田：まず、本人が苦しまないことを優先したのですね。

大久保：そうです。

武田：苦しまない状況をどうやってつくるかが最優先にされるべきですが、以前、私が看護師として働いていた病院は延命のために何でもかんでも積極的にやるところでした。私は「だれのために何をしているのだろう」と思うことがよくありました。本人のためというよりは、病院経営のためという感じすら受けました。どうしてこのようなことをするのか、私が死ぬときはこういうことをしてもらいたくない、と思いました。

礼子：よくわかります。

武田：また、私がある診療所にいたとき、お掃除や植木の手入れをしてくれた80歳のおばあさんがこう言いました。「自分が死ぬときには、頼むからああいうことをしないでね。点滴を何本もぶら下げなくてもいいし、管は1本も入れてほしくない」と。私はそのとき、「おばあちゃん、私は聞いたけど、家族にもその話をしておいてね」と言いました。本人の意向をみんなで共有するシステムが必要と思います。

グループホームでは、生活の中で本人の意思確認をしています。「どんなふうになったらどうしたい？」「最期、どこでどうしたい？」などと聞きます。本人が「ずっとここでいい」と言うと、その言葉を記録に残しています。

礼子：大久保さんの施設では、家族の希望はどうですか？

大久保：施設で最期を迎えさせてほしいという家族の要望がけっこうあります。何回か入退院を繰り返して終末期となったときに、家族は「今回はもう病院ではなくて、施設に置いてもらえないでしょうか」と言うことがあります。

その一方で、医師から「この状態では入院治療にさせてください」と言われることも少なくありません。家族が「どうしても施設で」と言うときには、われわれのほうから医師に家族の意向を伝えます。その意向を受け入れてくれるときもありますが、「責任は持てないよ」と冷たく言われることもあります。そう言われても家族が望めば、できるだけ希望に添うようにします。実際にそうやって亡くなった方もいるのですが、医師から責任持てませんよと言われると、施設の看護師は不安になってしまいます。

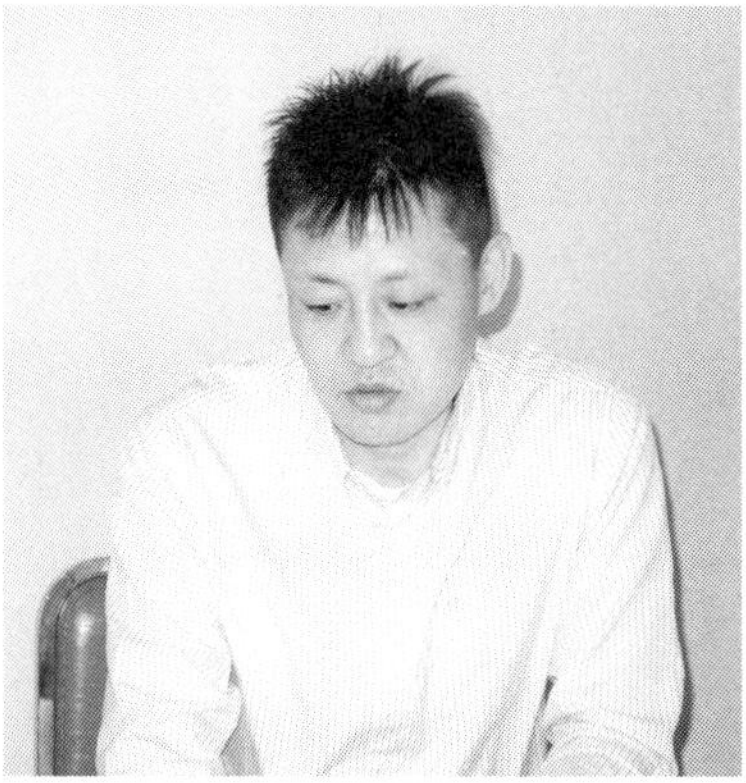

土田孝行さん

●簡単に「みなし終末期」にしないために

礼子：認知症が進行している場合の医療について、どう考えますか？

武田：それは病気によると思いますね。認知症があっても終末期でない人が脳梗塞を起こした場合は、脳梗塞の治療を行うことは当然だと思います。

礼子：そうですね。

武田：人の命を守るということです。認知症による嚥下困難で亡くなることは致し方ないとしても、認知症であっても必要な治療はしなくてはなりません。ただし、苦痛を伴わないように配慮することが大切だと思います。

礼子：それが大前提ですね。

武田：「みなし終末期」という言葉がありますが、「認知症だから、この病気はもう仕方がないね」と早々にあきらめてしまうのは違うと思います。

礼子：みなし終末期にしないためには、認知症が本当に終末期かどうかを正しく判断する必要があります。

●病院職員と施設職員の考え方の違い

礼子：医師が協力的であれば、看護師や介護士は看取りに賛成してくれますか。

大久保：施設はもともと終の棲家ですから、医師が協力してくれれば看取ることは可能です。

礼子：病院の認知症病棟では、看護師や介護士は看取るのをいやがっているように思えます。最近でこそやっと認知症病棟で看取るようになりましたが、少し前までは「看取るならば内科病棟へ移してください」と言われたものです。病院ですらそうですから、医師はいない、看護師は少ない、ほとんどが介護士の施設では、看取りは大変だと思います。そういう状況で家族から看取ってくださいと言われても、「それは私たちの仕事ではありません」と言うのではないかと思っていたのですが、どうですか。

武田：仕事としてみるか、入所者とのかかわりを重視するかの違いだと思います。

大久保：施設で転倒して骨折し、病院へ搬送された方がいますが、見舞いに行った職員が身体拘束されている姿を見て、「何とか早く退院させてあげられないでしょうか」と言うのをよく耳にします。施設の職員は自分の休みを使ってでも、病院へ様子を見に行くことがけっこうありますね。

礼子：病院の看護師や介護士とは違いますね。

武田：私たちは利用者さんとの関係を重視しているので、この人をいい状態にしてあげたいと考えます。入院先の病院では利用者さんの食事介助は難しいだろうなと思ったら、職員が病院へ食事介助に行くこともあります。

礼子：病院と施設とでは、患者さんとの接触度合いが違うからでしょうか。

武田：医療行為を提供するための仕事と、生活を支えるための仕事。そこが根本的に違うと思います。

礼子：施設の職員は「看取りは病院の仕事」と割り切るだろうと思っていたのですが、実際は違うのですね。

大久保：病院で安らかに亡くなることができるのなら、施設の職員も安心して入所者を病院へ送ることができると思います。

礼子：申し訳ありません。そこが根本的な問題ですよね。土田さん、昔勤めていた病院の経験を話してください。

土田：集中治療室勤務だったので、救急救命の方針に従っていました。病院の看護師は、病気・病状を見ます。在宅の現場に来て初めて患者さんの生活に触れましたが、僕たち訪問看護師や施設の職員は、生活を通じてその方の全体像を見て、生きるということにかかわります。だから本人・家族の希望に沿うケアを考えて援助します。病院の看護師の業務内容とは違います。

ＩＣＵ（集中治療室）勤務のときは1週間に何人も看取ることもあるので感情は平坦になり、人の死なのにまるで物を扱っているように思えました。それがいやになったことも訪問看護師になった理由の一つです。訪問看護師になったのは１９９７年で、病気を抱える人の生活を支えることは、病院看護では経験できないものでした。同じ看護職ですが看取りのアプローチとかかわり方は明らかに異なり、今は生活の場で看取っています。

礼子：病院の看護師と在宅医療の看護師では、看取りに対する考えが違うということですね。

土田：違うというか、延長線上にはあるのかもしれません。

きっと。

武田：でも、病院という機能のところにいると、その機能によって人間も変わるのですよね、

大久保：私はあまり変わらないと思います。施設に向いている看護師と、向いていない看護師がいるような気がします。施設の看護師と介護職は、利用者さんが枯れていく感じで終末を迎えることにあまり抵抗がありません。ただ、自分たちでは対処できない痛みなどがあると、やはり医療に頼るのだと思います。医師の指示の下で、良好な連携があれば看取ることは十分できますし、看取りをいやがることもあまりありません。むしろ現場で一番かわいそうなのは、急に亡くなってしまうケースです。職員はすごくつらいようです。

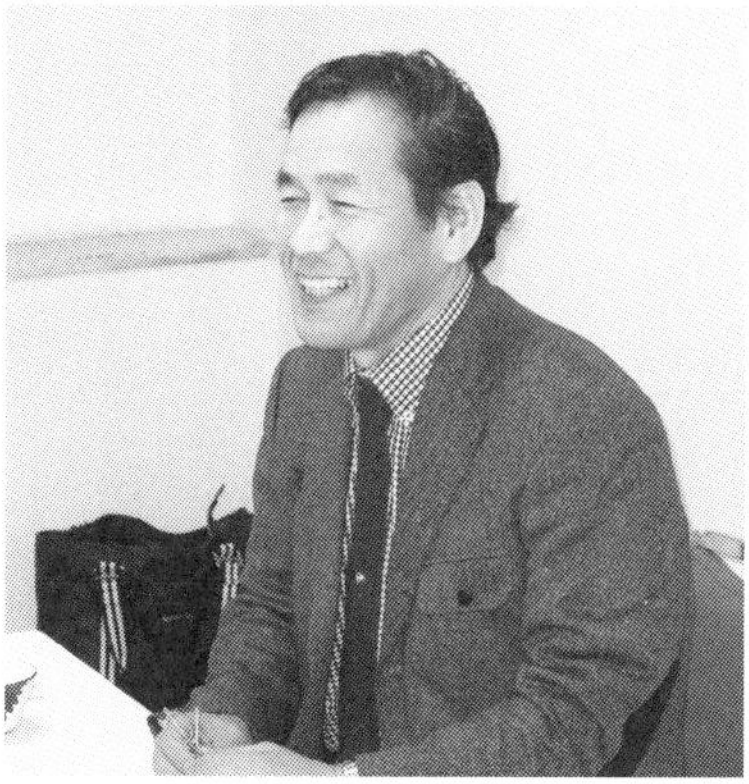

宮本顕二

●点滴を減らすことへの合意

宮本顕二（以下顕二）：高齢者本人は「苦しまずに死にたい」と言いますが、そのために、食べられなくなったら点滴をあまりしないとか、経管栄養も要らないとかいうことは、まだ合意が得られていないのだと思います。そこが大きな問題ではないでしょうか。どこかの学会が

ガイドラインでもつくるといいのですが。

礼子：訪問看護では、終末期の点滴量はどうしていますか。

土田：最近は医師の考え方が変わってきたと思います。医師が、現場を見ている僕たちに意見を求めるようになってきました。僕たちは病状の観察から、今後の身体変化を予測します。そして「先生、今後はこのようになっていくのではないでしょうか」と言うと、医師は「点滴を減らしたほうがいいか？」と聞き、訪問看護師が「そうですね」と答えるやりとりができるようになっています。

礼子：以前は言えなかったのですか。

土田：昔は、「それだったら病院に連れてきて」と言う医師が多かったですね。「何かあったらいつでもおいで」と口では言いながら相談には応じてくれず、緊急の受け入れもしないことが多くありました。それが今では、看護師として判断したことや今後の身体状況の予測を医師に話せるようになりました。これは本人と家族の安心につながり、穏やかな「看取り」も含めて、訪問看護は少しずつ成熟してきています。

大久保：訪問看護師の意見を尊重するのは、在宅で看取りを一生懸命やっている医師ですね。施設の配置医師は、自分が所属する医療機関へ「連れておいで」と言う場合が圧倒的に多いと思います。

土田：今、終末期を迎えつつある利用者がいます。急性期病院の医師はもう治療ができないことを家族に説明しましたが、家族はできる限りのことをしてほしいと希望しました。その後、入院中に家族が何度も医師と話し合い、在宅療養に切り替えました。現在は状態が落ち着いています。家族が自宅での看取りを覚悟しており、医師との関係もよいので、自宅で穏やかに終末期を迎えていくと思います。

武田：認知症の人に最期が訪れたときは、家族とともに「いっぱい頑張ったね」と言いながら、心地よい環境をつくるようにしています。グループホームでは、点滴も何もできません。ほんの少量の軟らかいものを食べ、水分も日を追うごとに1日500㎖になった、300㎖になった、ほとんど飲めなくなった、となります。しかし、むくみは生じず、痰の吸引をすることもありません。穏やかに人生を締めくくります。

ある利用者の家族がこう言いました。「こういう看取りっていうのもあるのですね。自分の母が穏やかに亡くなっていくのを支えることができて、本当によかったと思います」と。

●在宅で看取ることの難しさ

土田：最近、在宅医療を行う医師が不在のときは、代わりの医師が診るようなネットワークやサポート体制ができてきています。

礼子：医師一人では絶対無理ですからね。

土田：主治医が不在の場合は、家族は焦っちゃうと思います。去年の8月にあったことですが、朝起きたらご主人が亡くなっていたと電話がありました。僕が一番先に伝えたのは「119番はしないで」ということです。なぜなら、救急車が来てすでに亡くなっている場合は、警察が入っての検視になるからです。

礼子：亡くなったっていうだけで家族は動揺しているのに、さらに警察が来てしまうなんて……穏やかな死ではないですね。

土田：そうです。

礼子：予期せずに亡くなることが、高齢者にはあります。病院でも夜中に亡くなっていることがあります。

土田：病院で亡くなることの安心は、そこにあるのかもしれないですね。

顕二：今まで検視なんていうことは話題にもなりませんでしたね。みんな病院で亡くなっているから。

大久保：ですから、特養の医師も「看取りは病院で」と言うのです。

土田：療養の場や亡くなる場所がどこであっても、安心して死ねることが大事だと思います。

●納得のうえの「孤独死」なら悪くない

顕二：最近よく孤独死が報道されています。孤独死は本当にかわいそうなのかなと思うのですが、皆さんはどう思いますか。

大久保：かわいそうかどうかは、本人じゃないとわからないですよね。

顕二：そうです。でもマスコミは、かわいそうだから何とかしなくては、と言う。

大久保：自分の意志で一人暮らしをして、最期に満足して亡くなっているかもしれません。

礼子：それを希望している人もいるわけですから。

顕二：かえって救急車で運ばれて、変に人工呼吸器をつけられることもないですしね。

土田：変に生き永らえるよりはいいですよ。

顕二：そうです。マスコミはきれいごとを言いすぎると思います。

大久保：必ずしも孤独死イコール寂しい、ではないと思います。山奥に一人で住んでいる、もしかしたら自分はだれにも気づかれないで死ぬかもしれない、ということがわかっているならば、私はそれでいいと思います。

土田：納得の終わり方ですね。

顕二：とはいっても〝納得できない孤独死〟というのもあるかもしれない。本当は家族に囲まれて死にたい、だけど昔いろいろ悪いことばっかりしたから、今はもうだれも相手にしてくれない……その結果が本人の希望しない孤独死になっても、それは仕方がないことだと思います。結局、最後はその人の生きざまが問われるのです。だから、望もうが望まなかろうが、孤独死って何も悪いことじゃないのですよ。今、マスコミは騒ぎすぎると思います。

武田：本当は人間って、一人ぼっちってあり得ません。なぜかというと、生きてきた中で必ず知り合いとか、隣近所っていうのがあります。その人たちとつながっていれば、孤独死はあり得ないわけでしょう。血縁では天涯孤独かもしれないけど、それは天涯孤独とはいわないと思うのね。

礼子：本人の問題っていうことですね。

顕二：孤独死って意外といいかなと……何も悪いことじゃない。

●過剰な医療を行わない高齢者のホスピスを

礼子：できるならば病院に高齢者のホスピスをつくり、過剰な医療を行わないで高齢者を穏やかに看取っていきたいと考えています。そうすれば、将来ベッドが不足することを防ぐこともできます。

大久保：過剰でない医療を行う病院が必要ですね。

武田：例えば高齢者のホスピス、今、できているのではないですか。がんの末期の人ばかり集まりグループホームみたいに過ごしている家。あれは決して制度にあるものではありませんが、こういうことも必要だねと言ってできました。在宅ではどうやっても家族が看きれないし、もう医療もしなくていいと言われている人たちが、医師と看護師から訪問医療を受けて一緒に暮らしている。それも一つの方法だと思います。これ以上病院や施設が増える当てもない。団塊の世代の私たちがどうやって生きて、どうやって死んでいくかということを、みんなで考えて話し合う場が必要だと思います。

●在宅・施設での看取りを可能にする鍵は「死亡診断」

土田：死亡診断するのが医師でなくてもよいとなれば、おそらく在宅での看取りは変わると思います。

礼子：なるほど。

武田：だれだったらいいですか。アメリカのホスピスサービスは、お医者さんじゃなくても看護師が死亡診断書を書けると言っていました。

土田：医師以外ですと、たぶん看護師しかできないでしょうね。

礼子：患者さんが亡くなった場合、医師がすぐに行かなくても、翌日でもよいとなれば、施設や在宅での看取りが増えると思います。現状では、医師はすぐ来るものだと思われています。そのため「何だ、3時間もかかって」と言われることがありますが、そこを変えていかなくてはなりません。

土田：ある方が未明に自宅で亡くなったのですが、家族は「先生、明るくなってからでいいですから」「朝ごはんゆっくり食べてきてください」と言う方々でした。僕はすぐに行きましたが、ケアはできないので医師が来るのを家族とともに待ちました。

礼子：遠からず亡くなることが予想される場合は、皆がそういう感覚になってくれればいいですね。家であっても、病院であっても、施設であっても。

土田：「覚悟」と「理解」というか、「納得」といったほうがいいのかもしれませんが、それが事前にできていれば本当に穏やかな死を迎えることができますね。

●最後に

礼子：家族に病気の進行過程を教えても、「親が死んでしまうということがぴんとこない。それはよその人のことではないかと思う」と言う人がいます。

土田：病院から受けた説明をどこまで理解しているかを確認するのも、僕たち訪問看護師の役目だと思います。「おそらくこういうふうになっていくと先生がおっしゃっていたと思いますが」と言ってね。

武田：医師が先に言ってくれることはとても大切ですね。大上段のところできちんと構えていてくれる医師がいないと、看護や介護はできませんから。

礼子：そのことを医師が知らなければ、始まらないのですね。

土田：安らかな死を妨げているものは何かというと、すぐに医師が浮かびます。看護師は、医師の指示を受けてケアを行っています。だから安らかに亡くなる大切さを医師が理解して初めて、それは可能になります。家族や本人は医師に期待しているところが非常に大きいと思います。

礼子：でも、どうやったら医師を変えていけるのだろうかと思います。病院の医師、看護師、介護士は保守的で、自分たちがやってきたことを変えようとしません。

顕二：われわれの会（高齢者の終末期医療を考える会）を通して訴えていくしかないですね。

礼子：最後になりました。本日この座談会で皆様の意見を伺ったことで、「実は、安らかな死を妨げているのは医師ではないか」と考えるようになりました。大久保さんがおっしゃった「病院で安らかに亡くなることができるならば、施設の職員も安心して入所者を病院に送ることができます」という言葉が重く響きます。医療者として非常に恥ずかしく思います。場所はどこでも、高齢者は穏やかに最期を迎える権利があると思います。そのためには、まず病院から高齢者の終末期医療を変えていかなくてはなりません。高齢者にふさわしい、過少でも過剰でもない医療が必要とされています。そういう医療であれば、高齢者は安心して死を迎えることができます。

本日は、貴重なお話を聞かせていただき、まことにありがとうございました。

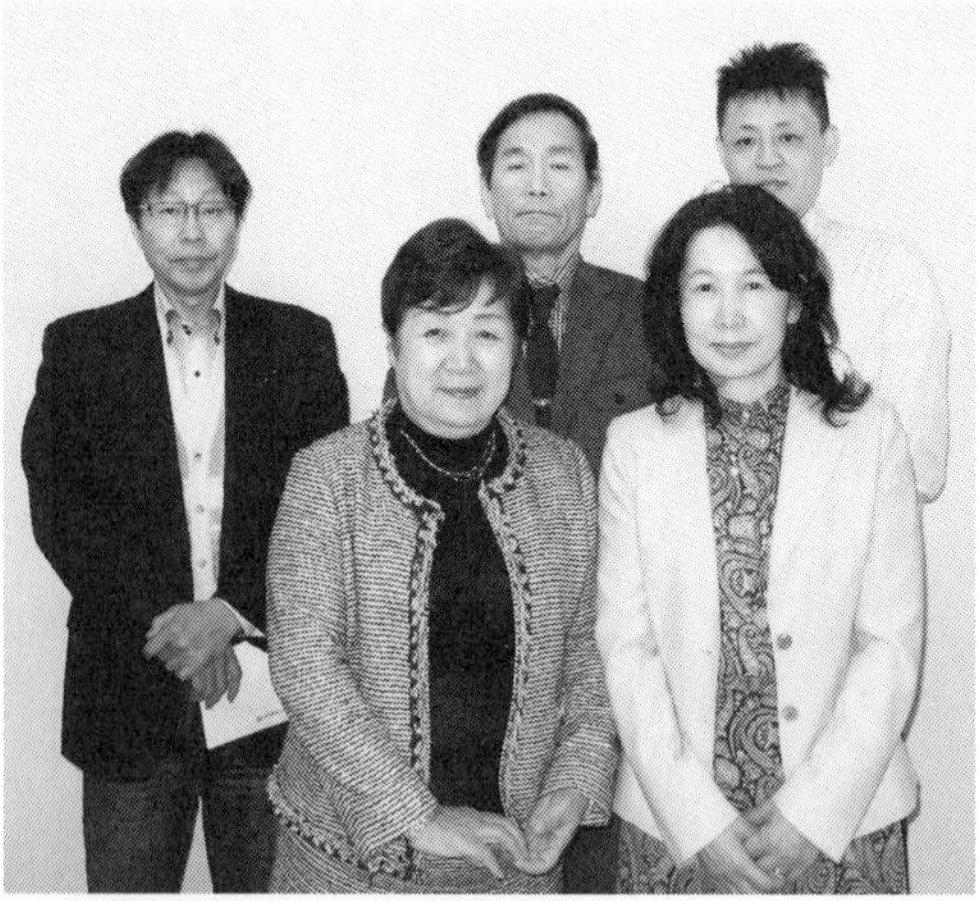

上段左から大久保、宮本（顕）、土田
下段左から武田、宮本（礼）

第7章

withコロナの時代に

〔増補〕

本書を上梓した２０１５年から５年以上が経ちました。介護施設での高齢者の終末期医療は変わってきましたが、病院でのそれはまだ変わっていません。その間に高齢者は「手厚い医療を受けての死」よりも、「自然な死」を望むようになりました。国もまた、終末期医療に本人の意思を生かそうとしています。

増補版ではこのような社会の変化について報告したいと思います。新たに執筆したのはこの第７章で、以下の内容をまとめました。

Ⅰ　「尊厳死」と「安楽死」
　コラム――アメリカの医療費
Ⅱ　日本と対極にある、スウェーデンの高齢者コロナ対応
　コラム――アメリカの高齢者介護施設における新型コロナウイルス感染
Ⅲ　アドバンス・ケア・プランニング（ＡＣＰ＝人生会議）に潜む危険性

I 「尊厳死」と「安楽死」――Ⓚ

「尊厳死」と「安楽死」について5年前にコラム（120ページ）を書きましたが、その後の尊厳死をめぐる医療現場の変化と、安楽死をめぐる世界の情勢について報告します。

救急医療現場での尊厳死

尊厳死とは、人としての尊厳をもって死に臨むことで、不治の病気の末期や老衰に至った人が、「本人の意思にもとづいて死期を引き延ばす医療を断り、自然の経過で亡くなる死」です。自然死、平穏死とも言います。

超高齢社会を反映して、高齢者が救急車で病院に運ばれることが多くなりました。救急搬送される人の半数以上が65歳以上の高齢者です（2019年）。なかには90歳を超える人もいます。だれであれ、どんな状態であれ、救急車で病院に搬送されると直ちに救命措置が行われます。しかしそのときは救命されても、その後数日で亡くなったり、あるいは寝たきりになったりして転院していく高齢者がたくさんいます。

このような状況に、救急医療に携わる3つの学会が「救急・集中治療における終末期医療に関するガイドライン――3学会からの提言」を2014年11月に発表しました。患者の病状を考慮し、いったん行った延命措置の中止を可能にする内容です。この提言を反映して、一時的に救命した終末期の高齢者に対する延命措置が中止されるようになりました。2017年6月にNHKが放映した、クローズアップ現代の『人工呼吸器を外すとき～医療現場　新たな選択～』では、ある高齢者が大学病院の救命救急センターに搬送、蘇生後に人工呼吸器を装着されますが、その後、医療者と家族との話し合いの結果人工呼吸器が外され、亡くなる場面が放映されました。

今はこのような状況で人工呼吸器を外しても問題になりませんが、15年前は殺人事件として扱われました。例えば2004年、90歳の男性が心肺停止で北海道立羽幌病院に運ばれ、蘇生後に人工呼吸器が付けられるも回復の見込みがないとの判断から、翌日家族の同意のもとに担当医師が人工呼吸器のスイッチを切り患者を死亡させたときは、翌年、その医師が殺人容疑で立件されました。また、富山県・射水市民病院では2000年から2005年の間に末期の患者7人に対して家族の希望により人工呼吸器を外した同病院外科部長らが、2006年に殺人容疑で立件されました（いずれも不起訴）。

最近は心肺停止の搬送件数も増え、2019年にはその半数が80歳以上の人でした。なかにははじめから心肺蘇生を望まない人もいます。心肺蘇生を望まないのなら、救急車を呼ばなければいいのにと思うでしょうが、いざというとき、家族は気が動転してかかりつけ医ではなく119番通報し、救急車を呼んでしまうことのほうが多いのです。また、かかりつけ医とは名ばかりで、夜間急変時は救急車を呼ぶように、と指示する医師もいます。

救急搬送時に患者が尊厳死を希望し、心肺蘇生を望まない旨の書面を救急隊員に見せても、日本では法律で認められていないため心肺蘇生を行わざるをえません。そのため、2017年3月に日本臨床救急医学会が「人生の最終段階にある傷病者の意思に沿った救急現場での心肺蘇生等のあり方に関する提言」を発表しました。これは、心肺蘇生を望まない終末期の人に対してまずは心肺蘇生を開始するが、かかりつけ医に心肺蘇生等の中止の確認が取れれば、中止するという内容です。かかりつけ医に連絡が取れない場合は、オンラインメディカルコントロールを担う医師を代役として指示を求める、となっています。

東京消防庁も2019年12月に独自の基準を設けました。心肺蘇生開始と同時に、救急隊からかかりつけ医に連絡し、以下の4項目を確認できた場合、心肺蘇生を中断し、かかりつけ医または家族等に傷病者を引き継ぐとしました。①アドバンス・ケア・プランニング（ACP＝人生会議）が行われている成人で心肺停止状態であること、②傷病者が人生の最終段階であること、③傷病者本人が心肺蘇生の実施を望まないこと、④傷病者本人の意思決定に際し想定された症状と現在の症状が合致すること、の4項目です。2020年12月までの1年間で112件に対し、希望が通ったのは97件（約9割）でした。残りの15件は、心肺停止状態でなかったり、かかりつけ医に連絡がつかなかったケースなどです。

終末期の医療行為に関する書面による意思表明（リビング・ウィルや事前指示書など）が日本でも法律で認められるようになれば、このような回りくどい方法など必要はなかったと思います。第一この方法では、主治医と連絡を取っている間に蘇生させられてしまうことも多いでしょう。

しかし、まずは第一歩を踏み出したと言えます。

終末期に希望する医療について書面を作成しましょう

日本では、リビング・ウィルや事前指示書は法律で認められていません。そうは言っても、皆さんが尊厳ある死を望むのであれば、書面にしておくべきです。日本尊厳死協会の調査（2019年）によると、会員の94％はリビング・ウィル（協会の書式で記載されたもの）が受け入れられたそうです。

ただし、書面の内容に家族も同意していることが極めて大切です。いざというとき、本人の意思に反して延命を望む家族が少なくないからです。なお、新型コロナウイルス感染で重篤になり治癒が望めないときに尊厳死を希望する場合については、厚生労働省が勧めているアドバンス・ケア・プランニング（ACP＝人生会議）で詳しく解説します（270ページ）。

安楽死という選択枝

安楽死とは、「医師が薬物を使って患者の死期を積極的に早める死」です。安楽死には、医師が直接手を下すものと、患者に致死量の薬物を処方する自殺幇助があります。この章では両方とも安楽死と見なすことにします。

従来タブーとされてきた安楽死が、最近積極的に議論されるようになりました。『渡る世間は鬼ばかり』で知られる人気脚本家の橋田壽賀子さんが、文藝春秋2016年12月号に「私は安楽死で逝きたい」を寄稿したとき、多くの読者から賛同の意見が寄せられたそうです。翌年には『安楽死で死なせて下さい』（文春新書）を出版し大きな反響を呼びました。90歳を過ぎた彼女が、自分の死に方について考えたとき、「安楽死が選択肢のひとつとして、ごく自然にあったらいいいな」と語っています。

少し古くなりますが、2010年に朝日新聞が安楽死に関するアンケート調査を行いました。そのなかで、「自分が治る見込みのない末期がんなどの病気になって苦痛に耐えられなくなった場合、投薬などで安楽死が選べるとしたら?」という問いに70%の人が〝安楽死を選ぶ〟と回答しました。また、安楽死を法律で認めることに74%の人が賛成しました。今から10年程前に安楽死を容認する世論が形成されていたのには驚きです。

最近は緩和医療が進歩し、たとえ末期のがんであっても苦痛に耐えられなくなるようなことはなくなりました。どうしてもがんの苦痛がとれないとき、鎮静といって、鎮静薬や睡眠薬を使って意図的に意識を低下させることも行われています。そのため、この朝日新聞のアンケートのようにがん末期の人を対象にした安楽死の議論は、今はそぐわないかもしれません。

問題は、がん以外の難病です。徐々に進行し死に至る神経・筋疾患難病(筋萎縮性側索硬化症〔ALS〕、筋ジストロフィーなど)や脊髄損傷による四肢麻痺などの場合はどうでしょう。がんとは苦痛の質が異なります。特に前者は、意識ははっきりとしたまま、体の自由が徐々にきかなくなり、最後には人工呼吸器が必要になります。その苦しさは想像を絶するものと思います。苦しさに耐えられず自殺しようにも、手足を動かせません。

２０１９年6月に放映されたＮＨＫスペシャル『彼女は安楽死を選んだ』では、一人の日本人女性(51歳)がスイスに行って安楽死を遂げました。スイスは１９４１年に自殺を合法としています。自殺が合法ならば、自殺幇助も罪にならないので、医師による自殺幇助(安楽死)が行われるようになりました。世界で唯一、自殺幇助による安楽死希望者を、外国から受け入れている国でもあります。この女性は重い神経難病を患い、自分らしさを保ったままの死を望みました。何度も自殺を試みたそうです。彼女の病状は決して終末期ではありません。しかし、病気が進行してからでは渡航できないと判断、姉二人と一緒にスイスに行きました。彼女は、薬物の入った点滴を自分で開始し、数分後に亡くなりました。

この放送に対して、複数の団体が放送倫理・番組向上機構に審議申立書を送付しました。人の生死など重いテーマを扱う場合、相反する意見を等しく報道しなければならないにもかかわらず、この番組は安楽死容認に偏っているとの異議でした。

これからは尊厳死だけでなく、安楽死の是非についてももっとオープンに議論すべきです。その議論を押さえつけるような動きには、私は反対です。この原稿を書いている時点で放送倫理・番組向上機構の判断は出ていませんが、尊厳死や安楽死の報道についてメディアが萎縮しないことを望みます。

安楽死は生きる糧にもなる

ベルギーの車いす陸上女子選手で、パラリンピック金メダリストのマリーケ・フェルフールトさんが、２０１９年10月に40歳で安楽死しました。彼女は10代で断続的な疼痛発作を伴う原因不明の進行性四肢麻痺を発症、29歳のときに将来医師が自身を安楽死させることを認める書類に署名していました。生前、「安楽死ができる可能性が、ここまで選手として運動を続ける勇気を与えてくれた」と述べています。

ある日本人の神経難病の方は、「死なせることばかりにフォーカスしないで。患者にとって（安楽死という選択は）生きる糧にもなりえるんだ、ということを知ってほしい」と話しています。

私も、もし、自分ががんあるいは難病になって病気が徐々に進行していったとき、「いざとなったら安楽死があるさ」と考えると、「とにかく今は頑張ってみよう」という気持ちになると思います。自分が最期に安楽死を選ぶかどうかはわかりませんが、安楽死という選択枝があると、病気に対する不安な心が軽くなるように思います。

もちろん安楽死に対しての反対意見はあります。「本人の安楽死の希望は決して本意ではない」「家族に迷惑をかけたくないとの思いがあるはず」「よりよい生活・医療環境であれば安楽死を望まないはず」「安楽死を望む人はうつ状態なので、正しい判断ができないに違いない」などです。しかし、家族や第三者がそう決めつけてしまっていいのでしょうか。あくまで本人の問題なのです。

安楽死の国際事情

スイス以外の事情はどうなのでしょうか。安楽死を容認する国（州）は、オランダ（2001年）に始まり、ベルギー（2002年）、ルクセンブルク（2008年）、カナダ（2015年）、アメリカの複数の州（オレゴン州《1994年》、ワシントン州《2008年》、バーモント州《2013年》、コロラド州《2016年》、カリフォルニア州《2016年》、コロンビア特別区《首都ワシントンDCの所在地、2017年》、ハワイ州《2019年》）、オーストラリア（ビクトリア州、2020年）、ニュージーランド（2021年）など、年々増えています。

また、ベルギーでは、2014年には世界で初めて年齢による制限を排した安楽死法を成立させました（ただし、精神的苦痛による安楽死は18歳以上の成人のみ）。

オランダの安楽死

オランダは世界ではじめて安楽死を法制化した国です。安楽死法の正式な名称は「要請にもとづく生命終結及び自殺幇助法」といい、本人の要請にもとづいて、法律上の手続きをふんで安楽死させた医師は刑事責任を免除する、というものです。

私たちは2017年6月にオランダを訪ね、老年科と緩和医療の専門家で、ホスピスで安楽死も行っているインゲン医師から、オランダの安楽死の現状について説明を受けました。オランダで安楽死した人は増え続け、2016年の安楽死は6091人で死亡者全体の4％でした。

そのなかで認知症は141名です。当初、耐えがたい身体的苦痛のある人が対象でしたが、のちに認知症など精神的苦痛のある人に対しても安楽死が行われるようになりました。ただし、安楽死は患者の権利ではなく簡単に行うべきではないこと、安楽死を行う前に十分な緩和ケアを行うことは特に強調していました。

安楽死を実際に行うのはほとんどが家庭医です。しかし、なかには安楽死に反対する医師もいて、そのときは安楽死協会の医師が家庭医に代わり安楽死を執行します。安楽死を執行した医師は後日審査会で安楽死の要件を遵守したかを審議され、遵守していないとみなされると、後日刑事訴追されることがあります。

なお、認知症患者の安楽死については、私たちの訪問時は、頭がしっかりしているときに将来認知症が高度に進行した際は安楽死を希望する旨を書類に署名していても、いざそのときになって高度に進行した認知症のため本人の意思確認ができなければ、安楽死は遂行できませんでした。しかし、2020年4月にハーグの最高裁判決で、そのときに本人の意思が確認できなくても、事前に書類さえあれば安楽死ができるようになりました。

安楽死を実際に行っているボスキル医師からも話を聞きました。彼女は約2500人の地区住民を担当する家庭医です（オランダ国民は近所の家庭医に登録しています）。私たちが訪問した2017年6月には、半年で3人の患者さんに安楽死を実施しました。「安楽死はすぐに行うべきではない。安楽死を行う前日は眠れないが、長い付き合いだから断るのは難しい。患者が望めば叶えてあげたい」とのこと。そのうち二人について話をしてくれました。

一人は93歳の認知症の女性で、83歳のときに将来安楽死を望みますと宣言しました。85歳ころから物忘れがひどくなり、認知症になってからも「安楽死したい」といつも言っていました。ボスキル医師は当初安楽死に反対でしたが、結局同意し、女性の息子も同意しました。安楽死の当日、本人はその日が安楽死を行う日であることを覚えていませんでしたが、そのことを告げられると、「自分で薬を飲みます」といって渡された薬を飲んで亡くなりました。

もう一人の93歳の男性は認知症ではありませんが、以前から「身の回りのことができなくなったときが安楽死するとき」と言っていました。その後、歩き出すといつも転んでしまうようになり、身支度も難しくなりました。本人は車椅子も使いたくない、施設や病院にも入りたくない、だから安楽死したいと言うようになりました。繰り返し話し合いをしても安楽死したいという意思を変えることはできませんでした。男性の息子も同意しました。安楽死の当日、息子はとびっきり上等の服を買ってきて、父親に着せました。ボスキル医師が薬を渡すと、息子は「ビールのほうが美味しい」と言って5分後に亡くなりました。

なお、オランダでは家族が反対しても安楽死ができますが、担当医の他に第三者の医師1人の同意が必要です。担当した医師には230ユーロ（約2万6千円）が、使用した薬品代と書類作成代として支払われます。

この生命《いのち》誰のもの

最後に、尊厳死を選ぶ権利をテーマにした演劇を紹介したいと思います。タイトルは『この生命《いのち》誰のもの―誰も私の生命《いのち》の尊厳を侵すことはできない。たとえそれが死を選ぶことだとしても―』。イギリスのブライアン・クラーク原作で1978年にロンドンで初演され、1987年からは浅利慶太さん潤色・演出で、日本でも繰り返し上演されました。私たち夫婦は2017年12月の公演を東京・浜松町の自由劇場で観てきました。

あらすじをプログラムから転載します。

「彫刻家・早田健は、不慮の事故で首から下が全身麻痺となってしまう。明晰な頭脳と鋭い感性に恵まれた早田にとって、創作活動を奪われ、話すことしかできない未来は、もはや苦痛でしかない。そこで彼は、このまま治療を続けるくらいなら、自ら死を選択する方が正しいと考えるようになる。それに対して病院側は、「医の倫理」に従って早田の要求を退ける。「死の権利」か「医の倫理」か。両者の主張は一歩も譲らず、ついに病室で異例の裁判が開かれることになる」

両者の主張はそれぞれ根拠とする法律にもとづき、いずれも説得性がありました。裁判官は悩んだ末この若者の主張に賛同しました。

さて、あなたの生命《いのち》は誰のものですか。

コラム

アメリカの医療費——Ⓚ

アメリカは医療費が高いことで有名です。新型コロナウイルス感染で生死の境をさまよい62日間入院した70歳の男性に、181ページにおよぶ110万ドル（1億2000万円）もの請求書が届いたとシアトル・タイムズが報じました（2020年6月13日）。幸い加入していた保険（メディケア）で、医療費の大半は支払われたそうです。

アメリカでは、病気になると治療費はいくらか、自分で払えるかなど、体のことよりお金の心配をしなければなりません。

アメリカ・デトロイト郊外在住で、日本の顧客に最新医学情報や米国の医療・介護に関するコンサルティングを提供している森永知美さんに話を聞きました（2020年10月）。

●同じ治療でも保険の有無で請求額が異なる

アメリカの医療保険は公的保険と民間保険の2つに大別され、前者は65歳以上の高齢者や障害者が加入できるメディケアと、低所得者が加入できるメディケイドがあります。

まず、医療機関からくる診療費の請求額は保険の有無と種類で違います。たいてい、無保険者に対する請求額が最も高額になります。民間保険加入者の場合は保険会社が請求額の妥当性を精査し、医療機関と交渉し、認めた金額に対してのみ、その一部を補償します。そのため、医療機関が民間保険会社に請求する金額は無保険者より少なくなるのです。公的保険の場合はさらに少なくなります。ただし、何らかの保険に入っていたとしても、診療費の自己負担分がいくらになるかは、退院して請求書が送られてこないとわかりません。保険会社や加入している保険プログラムにより補償内容はさまざまであり、それによって自己負担割合も変わるからです。

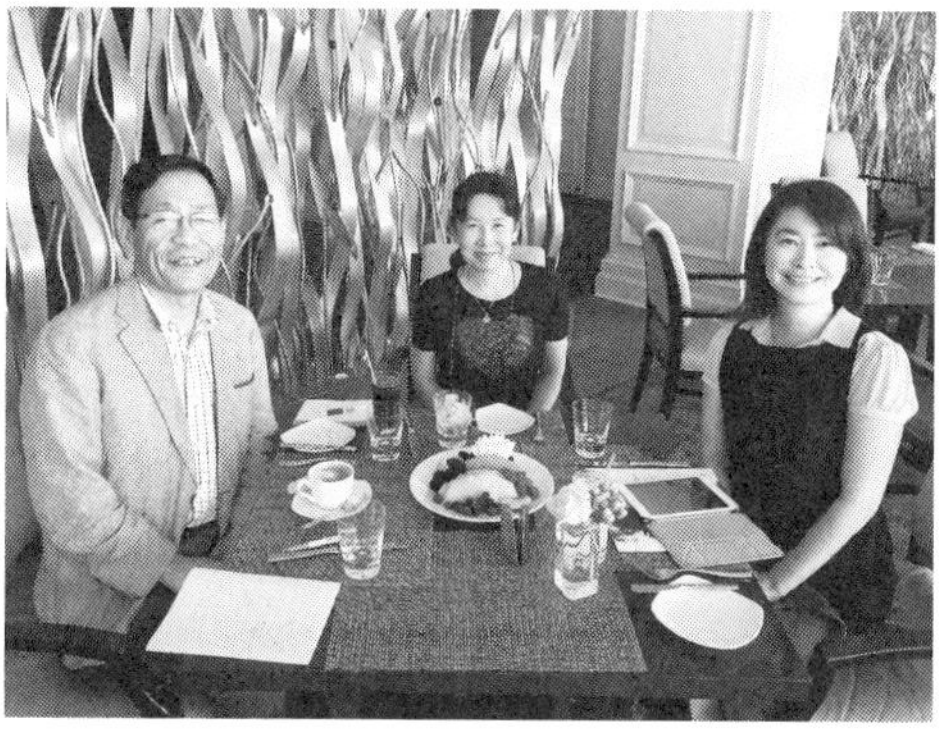

著者夫妻と森永知美さん（右）、カリフォルニアの高齢者介護施設訪問時のレストランでの写真。

●無保険者の新型コロナウイルス感染症の治療費

アメリカの無保険者は２０１８年には２７５０万人でしたが、２０２０年にはコロナ禍の失業者増により３０００万人を超えました。新型コロナウイルスが流行りだした当初、ＰＣＲ検査を受けて結果が陽性であっても高額な治療費を心配し、医療機関を受診しない無保険者がたくさんいて、そのことが新型コロナウイルスを一層蔓延させました。また、急増した感染者の治療にあたる医療機関は、無保険者からの支払いを見込めないため経営上の負担が大きく、２０２０年４月以降に新型コロナウイルスに感染した無保険者の治療費は、連邦政府が直接医療機関に支払うことになりました。しかし、問題は多くの無保険者が、治療費を連邦政府が肩代わりする制度の存在を知らないことです。病院も患者に教えないし、政府も病院に対して患者へ告知することを義務化していません。無保険者が病院に殺到することを避けるためかもしれません。

こんな話がありました。新型コロナウイルス感染で治療を受けていたおじいさんが、医師に「治療してくれるのはありがたいが、いったいこの治療費はだれが払うのかね」と言って、亡くなったとのことです。

日本では新型コロナウイルスに感染して入院しても、医療費はかかりません（２０

20年12月時点)。

また、新型コロナウイルス感染とは関係ない病気で入院しても、高額療養費制度により、一定の自己負担限度額を超えた部分が払い戻されます。日本に生まれてよかったと思います。

II 日本と対局にある、スウェーデンの高齢者コロナ対応──Ⓡ

今世界中で、新型コロナウイルスに感染した、特に高齢者の方が多く亡くなっています。欧米では、介護施設に入所している高齢者は入院することなくその施設で亡くなりますが、一方わが国は、国の方針で「介護施設入所者が新型コロナウイルスに感染した場合、原則入院」です。しかし実際には、後述する札幌の介護老人保健施設の集団感染例のように、入所者はなかなか入院できず、そのことに対して、家族とメディアは「見殺し、命の選別」と非難しました。

現在再び、全国で感染者が急増しています。私の住んでいる道央圏は、コロナ病床が逼迫していることから病床を358床から541床に増やしましたが(2020年11月10日現在)、毎日100名以上の新たな感染者が出ているため、病床はすぐ不足します。こういう状況のなかで、集団感染した高齢者が原則入院となれば将来ある若者が入院することができなくなり、助かる命も助からなくなります。同時に憂慮すべきは、認知症の高齢者は入院すると、入院している意味がわからず、歩き回ったり点滴を抜いたりするため、四肢がベッド柵に縛られるなど、尊厳が奪われ、苦痛を強いられることです。

今後も感染拡大が予想されるなかで、限られた病床をどのように使うのか、高齢者はどこで療養すべきかを考えなくてはなりません。

日本はＯＥＣＤ37か国のなかで、人口当たりの病床数と入院日数は断トツです。その一因は、多くの高齢者を点滴や経管栄養で延命していることにあります。対極にあるのがスウェーデンで、病床数も入院日数も短く、高齢者を延命しません。

この節では、日本とスウェーデンの高齢者コロナ対応を比較し、今後のわが国の高齢者医療のあり方を考えたいと思います。

日本の現状

入院できなかった入所者

介護老人保健施設「茨戸《ばらと》アカシアハイツ」（札幌市）の集団感染の例です。２０２０年４月25日～６月16日の間、入所者90人のうち71人が新型コロナウイルスに感染し、17人が亡くなりました（施設死亡12人、病院死亡５人）。

当時、厚労省は、介護老人保健施設等の入所者は原則入院としていましたが、札幌市からは「施設にとどめて療養してほしい。そのうえで、症状が悪化したときに入院を検討する」という内容の文書が送られて来ていました。

実際は、最初の感染者が確認された日から2週間後の5月11日まで、入院した人はいませんでした。その間、8人が施設で亡くなりました。

札幌市では当時、1日に20人を超えるペースで新たな感染者が出ていました。重傷者を受け入れる病床は、一時8割以上が埋まり、施設の感染者を入院させれば市の受け入れ態勢が崩壊する恐れがありました。札幌市保健所感染症担当部長は、「介護が必要な方々が病院に入るということを考えた場合に、一般の方よりも人手がかかるという観点から、病院での病床確保が非常に難しかったと考えています」と言います。

やはり、「原則入院」は絵に描いた餅でした。人手がかかる施設の感染者を入院させれば、一般の人の病床がなくなり、医療崩壊が起こります。この事実から目をそらしてはいけないと思います。さらに、施設の入所者は適切な介護を必要としますが、病院では対応しきれずに、四肢が拘束されるなど適切どころか悲惨な介護を受けることになります。

現場は医療崩壊に

茨戸アカシアハイツでは職員にも感染が広がり、8割近くが現場を離れました。厚労省災害派遣医療チームの赤星昴己医師は「看護師と介護士の人数が圧倒的に不足していて、病院と同じレベルの管理を提供できる状況になかった」と言い、この施設の看護課長佐藤千春さんも「完全な医療崩壊が起きていました。援助をする人が少ない、でも援助を必要としている人間はものすごくたくさんいる。施設の中は本当に災害現場かと思うぐらいの人の足りなさと忙しさと混乱の状況でした」と振り返ります。

感染が確認されてから2週間、施設の入所者が入院しなかったことで、札幌市の医療は崩壊を免れました。しかし、札幌市は施設に応援を送ることができず、入所者は施設で受けられるはずの医療も受けられず、職員は限界を超えて仕事をしました。医師・看護師・介護士・相談員からなる応援チームのバックアップを十分に用意しておかないと、介護現場はこれからも同じことが起きるでしょう。

介護施設では看取れない？

亡くなった入所者の娘さんは、「まさかこんな感染で亡くなるとは本当に思ってもいませんでした。一番疑問に思っているのは、なぜ入院をさせていただけなかったのか、ということです」。また、この施設の介護統括者鈴木幸恵さんも「きちんとした医療、病院のような医療を提供することができませんでした。介護老人保健施設は在宅復帰を目指すところで、最期を看取ることはもちろん、高いレベルの医療を提供するところではありません。だからこそ1人でも多く1日でも早く入院させてほしいという思いがありました。看取らざるを得なかったことは、入所者に申し訳なく思います。本当はあってはいけない、経験したくないことです」と言います。

しかしながら、医療法上の位置づけは、介護老人保健施設は医療提供施設です。そのため常勤医師と看護師の勤務が義務づけられており、ターミナルケア加算もあります。本来は、医療が行えない施設でも看取れない施設でもありません。看取りをしていない施設もありますが、2012年の介護老人保健施設360か所の年間平均看取り実施人数は6・1人／100床です。

確かに介護だけを行い、何かあったときは入所者を病院に搬送できるならば、職員の負担は減ります。しかし、介護老人保健施設には何年間も入所している高齢者がおり、年齢的にも死とは隣り合わせです。普段から医療と看取りを行っていれば、今回のような集団感染が起きても、対応に苦慮することが少なかったかもしれません。

施設死が極端に少ない日本

まだ多くの人は、施設は介護する所で、医療や看取りは病院で行うものと思っています。さらに、手厚い医療を受けて亡くなることを善しとする人も多いのです。

そのため、わが国の病院死は75・8％（2016年）と多く、施設死は10％以下と少ないのです。

しかし、介護施設に入所している高齢者の多くは、認知症や体の病気を抱えています。そのため、入院しても一般の人と同じように検査や治療ができません。前述のように四肢の拘束をしたりすれば、心や体に負担を与えます。

一方、施設死は非常に少ないとはいえ、それでも2・8％（2005年）から9・2％（2016年）に増えています。それは、延命を含め、病院が行う終末期医療に対して疑問を抱く人が多くなったこと、そして政府がターミナルケア加算や看取り介護加算を創り、施設での看取りを勧めている、等が理由として考えられます。今後さらに施設死は増えると思います。

一方、欧米諸国はおおよそ、病院死50％、施設死30％、自宅死20％です。わが国に比べ病院死が少ないのが特徴です。

欧米の施設入所者は入院することなく、訪問診療医の診察を受け、その施設で亡くなります。延命されることもありません。新型コロナウイルスに感染しても同じです。

よいとは思えない「感染すれば原則入院」という方針

わが国の「介護施設入所者が新型コロナウイルスに感染した場合、原則入院」という方針は、高齢者と医療者双方によいとは思えません。

第一の理由は、認知症高齢者は病院での介護が難しいからです。施設入所者には認知症の高齢者が多いのですが、認知症高齢者は入院して環境が変わると、「ここはどこか、何でここにいるのか、周りにいるのはだれか」と、自分の状況がわからなくなり不安になります。そのため、部屋から出て病院内を歩き周り、感染を広げます。さらに、家に帰ろうとして制止されると、暴力をふるいます。点滴や尿道カテーテルは不快で、自分で抜いてしまいます。

そのため、歩かないように、点滴を抜かないように、職員は高齢者の四肢をベッド柵にひもで縛ります。大声を出す場合は、薬で眠らせます。入院前は食べたり、歩いたりすることができていた人でも、入院中に食べられなくなり、歩けなくなります。

第二の理由は、医療崩壊の危険性があるからです。症状が軽い高齢者まで入院させていたら、高度な治療が必要な非高齢者が入院できなくなります。実際には軽い症状の高齢者がベッドに縛られたうえ、食事介助とおむつ交換だけが行われていた例もありました。

第三の理由は、新型コロナウイルスに感染した場合、高齢者は治癒率が低く、死亡率も高いからです。将来ある非高齢者に病床を譲るべきで、そこに命の選別があっても仕方がないと思います。もちろん、治癒が期待できる高齢者は入院させるべきです。

第四の理由は、本人の意思を尊重する必要性からです。入所者のなかには、死んでもいいから入院だけはしたくない、と思っている人もいるのです。

「何が何でも病院」という病院信仰を捨てる

介護施設入所者は、新型コロナでも住み慣れた施設で治療することが望まれます。そのためには、施設の職員を応援しなくてはなりません。十分な数の医師・看護師・介護士・相談員等から成る支援チームを派遣すれば、介護施設でも治療と看取りはできます。

しかし、その前に本人・家族・施設職員それぞれが、「何が何でも病院」という病院信仰を捨てなければなりません。そして、どこでどのような医療を受けるのがよいのかを、医療関係者と共に考える必要があります。

スウェーデンの場合

ウプサラ大学病院（Uppsala University Hospital）で認知症専門看護師として勤務している長谷川佑子さんに、スウェーデンの高齢者医療と介護について話を聞きました（2017年日本、2020年10月On Line）。

多数の死亡者が出た高齢者介護施設

スウェーデンでは、２０２０年の３月に入って新型コロナウイルスの感染が広がり、４月と５月に多くの感染者と死亡者が出ました。人口１０００万人の国ですが、10月までに５７００人以上が亡くなり、そのうちの９割が70歳以上の高齢者です。

高齢者は重症化しやすいため、介護施設は面会を禁止して入所している高齢者をコロナから守ろうとしましたが、施設での集団感染を防ぐことはできませんでした。死亡した高齢者の７割が介護施設に入所していた高齢者です。

感染が移民労働者から介護施設へ

移民が９割以上を占めるストックホルム郊外の地域で、集団感染が発生しました。移民はスウェーデン語ができない人が多く、コロナの情報が伝わりにくかったこと、多世代家族が狭い住宅に密集して住むこと、顔を寄せてあいさつすることなどから、集団感染となってしまったのです。

移民の労働者は介護施設でパートタイマーとして働くことが多く、パートタイマーは収入が少ないため、施設をいくつも掛け持ちします。また、傷病手当などの補償がないため、「症状が少しでもあれば欠勤すること」という公衆衛生庁からの指針に従わず、勤務を続けることも多かったようです。

こうして移民のパートタイマーを介して感染が介護施設に持ち込まれた可能性があります。

信頼される専門家と政治家

スウェーデンの新型コロナウイルス感染対策は、公衆衛生庁の専門家が指揮を執ることが感染症法で決められており、政治の介入は許されません。毎日14時に公衆衛生庁、危機管理庁などが合同記者会見を開き、最新データを示しながら感染状況を解説し、今後の対応について説明します。どこのレーン（県）で何人亡くなったとか、入院可能な病院の数、空いている集中治療室の数、入院可能なベッドの数等。その後、時間無制限に質問を受けます。情報が徹底して透明なこと、感染対策が科学的根拠にもとづいていることから、国民は専門家や政治家を信頼しています。そのため、施設入所者が施設で多数亡くなっても、国民は怒りませんでした。

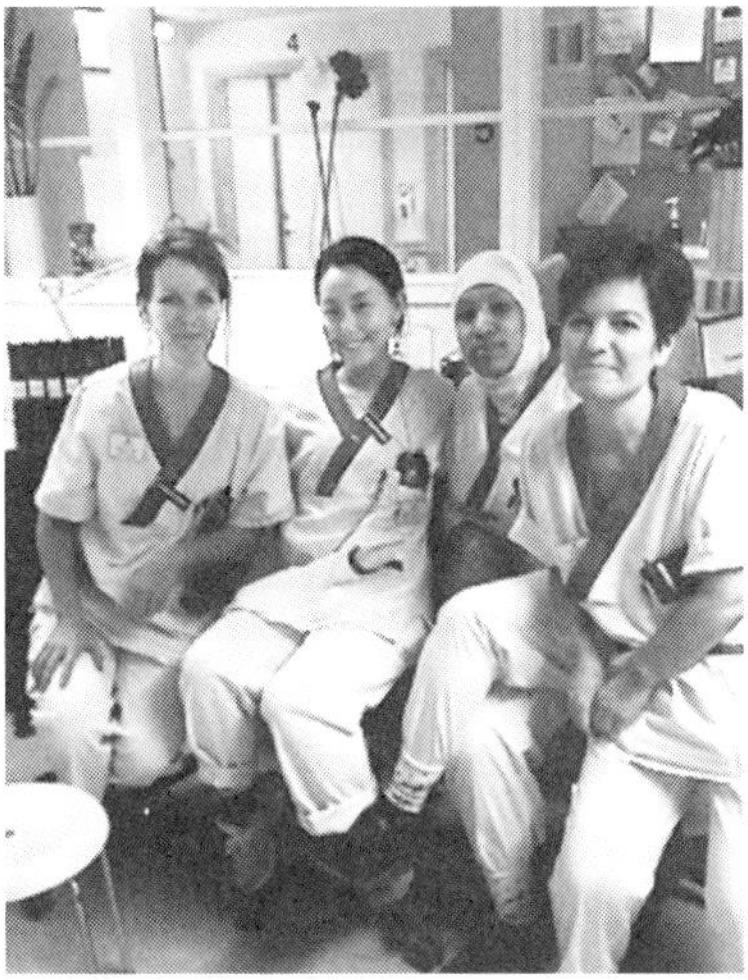

左から二人目が長谷川佑子さん、ウプサラ大学病院にて

〝社会の平等〟という価値観

スウェーデンには〝社会の平等〟という価値観があります。例えば、一つのベッドを認知症の人が使うか、若くて治る可能性のある人が使うかは、本人たちの希望ではなく、医師が社会的責任を持って決めています。国の将来に必要なほうにベッドを分配しますが、国民はその決定を受け入れています。社会資源が限られるなかでは、優先順位をつけることが当たり前に認められているからです。

こういう例もあります。1年前にシリアから逃れてきて、スウェーデン国籍もない貧しい子供がコロナに罹患し病院にかかりました。そのときはスウェーデン人の高齢者よりも、その子供の治療が優先されました。治療してもよくならない高齢者より将来がある子供の命のほうが重いので、子供の治療を優先したのです。

社会の平等という考えは、子供のころから教育されます。そのため、移民の人でも二世になると、同じ価値観を持つようになります。

介護施設で亡くなるのは当たり前

わが国は、体が元気でも、認知症が重症でなくても、介護施設入所の対象になります。一方スウェーデンは、体に重い病気がある人や認知症が重度の人だけが介護施設に入所します。市の財政事情から、在宅のほうが施設よりもお金がかからず、また本人も家にいたいと希望するからです。ほとんどの人が一人暮らしなので、訪問介護が1日10回ぐらいのペースで入り、認知症の人を見守ります。

介護施設入所者の半数に認知症があります。入所後1カ月以内に2割が、1年半で約4割が死亡します。

入所者は、訪問診療医の診察を受けて、そのまま介護施設で亡くなります。治療も飲み薬が基本で、注射や点滴は行いません。

施設入所時に、医師から今後の医療について説明を受けます。施設から病院へ送るのはどんなときか、病院の集中治療室での人工呼吸器はどういうときに使うのか、延命治療とは何か、等です。スウェーデンには、重い基礎疾患を持つ患者や80歳以上の高齢者は集中治療室に入れないというガイドラインがあります。

その結果「病院に送ってほしいときは、骨折したときのみ」という人が多く、延命を希望する人はいません。食べられなくなっても点滴や経管栄養（鼻チューブや胃ろうからの栄養）は行われません。

つらさを和らげる終末期ケア

もう助からない終末期になると、治す治療はやめて、つらさを和らげる終末期ケアを行います。検査、点滴、血圧測定等は行いません。

医師が前もって看護師に指示を出しておけば、看護師の裁量でモルヒネなどの注射や酸素吸入ができます。夜間は施設に看護師がいないので、注射が許可されているケアワーカーが当直看護師に電話し、指示を受けて注射をします（都市部では、夜間対応の巡回看護師が注射する）。普段から介護施設では終末期ケアにモルヒネを使っています。

コロナで必要なのはモルヒネだった

コロナで肺炎がひどくなると、血液中の酸素濃度が下がります。病院では酸素吸入をしますが、介護施設は設備のないところが多いので、酸素吸入はほとんど行われません。それに認知症の人はたとえ酸素吸入をしても、マスクをはずしてしまう人が多いのです。また、新型コロナの肺炎は程度が重いので、酸素吸入をしても呼吸は楽になりません。

そのため、看護師は呼吸が苦しそうだったら積極的にモルヒネを注射して、呼吸を楽にしてあげます。「結局、コロナで必要なのはモルヒネだった」と言っている人が多いそうです。

コロナでも入院しない

スウェーデンの社会庁は、「介護施設でのコロナ感染者は原則として病院には搬送しないことにする」という指示を出しました。そのため、医師が入所者の認知症の程度、入院治療による改善の見込みを判断して、搬送するかどうかを決めます。90歳以上で一人で食事ができないほど認知症が重度の人、心臓・肺・腎臓などに慢性疾患がある場合は搬送しないことが多いのです。病院に搬送されるのは1割以下です。認知症だから治療しないということではなく、その人にはどのような治療が最善なのかを考えます。しかし、救命できるのにできないと判断され、亡くなってしまった高齢者がいたことは大きな社会問題になりました。

長谷川さんは「ある意味、残酷であると思います。もっと高齢者に手厚ければいいのに、と思うときもありますが、周りからは、高齢者だけでなく社会全体を見なくてはいけない、と強く言われます」と話します。

普段から、救うことのできる命を救い、救うことのできない命には資源をかけないのがスウェーデンの医療現場と言われます。救命できないと判断された人には、最期のときまで質の高い生活が送れるように、違う形での命の支援をします。

コロナ禍のなか、施設では職員が補充され、家族がいなくても一人で亡くなることがないように、高齢者を見守り続けます。

認知症の人と家族もまた、病院の治療よりも施設でよいケアを受けることを望みます。

移民と親への強い恩

スウェーデンにおいて中東やアジアからの移民は、親への責任感が非常に強いことが窺えます。子供は親が自分を育ててくれたことに強く恩を感じており、さらに文化的背景もあり、親の面倒を最後まで見ようという気持ちが強いのです。

親を思う移民の子供たちからすると、年を取っているからといって医療を選べないことに納得できません。施設に入っていても家族が勝手に救急車を呼んで、自分の親を長谷川さんの勤務する病院に連れて来たこともあるそうです。そのときは治療の対象にならなかったので、すぐ帰されました。

スウェーデンは、社会が子供の教育にお金をかけます。大学まで教育費は無料です。社会が子供を守っているので、親と子供の距離感は、移民とは全く違います。ある意味、善くも悪くもドライです。子供にしてみれば、どの親に生まれてこようと同じです。

スウェーデンでは、親の治療を最後まで積極的にしてほしい、と訴える家族は少ないのです。それは、「親は親の人生、私は私の人生。自分は国から支援を受けて、やりたいことを実現させている」という、国民性と国のシステムの違いからくるようです。

死亡確認も葬式もゆっくり

スウェーデンの介護施設での死亡確認は、医師が「看護師が死亡認定してよい」という書類を書いた場合は3カ月間有効で、医師は死亡確認に来ません。書類がない場合は看護師が行った後、医師があらためて行います。医師はすぐには来ませんが、家族も日本のように1分1秒でも早く来てもらいたいという気持ちはありません。医師は「生きている人のほうが先だから」と言い、半日ぐらい来ないこともあります。日曜の夕方だったら、月曜日まで待ちます。とにかく、いろいろなことに鷹揚なのです。家族は、いつ亡くなってもおかしくないと説明されているので、だれもばたばたしません。予定出産に似ているともいえる、予定死亡なのです。

死亡確認が終わると、病院の冷凍庫に遺体が安置されます。葬式もすぐにはしません。以前は半年先が多かったのですが、さすがに最近では3カ月以内にするように言われています。十分時間があるので家族で集まって、どういう葬式にするか、まるで結婚式のように熱心に話し合います。どんな場所でやるか、どの花で飾るか、どんな曲をかけるか、香典をどの基金へ寄付してもらおうか、とか。そうしたなかで家族を失ったことを受け入れて行き、ある意味、遺された家族でいい時間を過ごしています。

コラム

アメリカの高齢者介護施設における新型コロナウイルス感染ナーシングホームが感染者の受け皿――Ⓚ

アメリカの高齢者介護施設では、多くの人が新型コロナウイルスに感染して亡くなりました。全米の死者の約3分の1が高齢者介護施設の入所者です（2020年6月）。ニュージャージー州のある介護施設の死体安置所（収容人数4人）には、17人もの遺体が置かれていました。

前出のミシガン州デトロイト郊外在住の森永知美さんに、コロナ禍のなかでの高齢者介護施設の状況について聞きました（2020年10月）。

アメリカの高齢者介護施設の一つであるナーシングホームは、高度の医療はできませんが、医療・介護・リハビリテーションを行うところです。当初は職員を介して入所者に感染が広がったそうです。入所者はコロナに感染しても、できる限り病院に入院しないで施設で療養します。しかし、高齢者の介護には人手と時間がかかるため、薬剤や介護の費用、患者の隔離や介護に必要な改装工事費用などについては、連邦政府や一部の州では特別予算が組まれ、その一部を負担しています。

ニューヨークでは、２０２０年４～５月に感染者の急増で病院のベッドが逼迫したとき、ナーシングホームは一般のコロナ感染患者の受け皿にもなりました。病院からの患者にベッドを奪われたナーシングホームの高齢者は、ドミノ倒しのように別の施設に移りました。病院から送られてきた患者の多くは、ある程度の医療と介護が必要な軽症の人や、退院可能でも自宅にまだ帰せない人です。ナーシングホームでも感染が拡大していたので、「感染すると死亡率が高い高齢者の施設に、年齢を問わないコロナ感染患者をなぜ送るんだ」と施設の職員だけでなく、一般市民からも苦情が殺到したそうです。

日本ではコロナに感染した介護施設の高齢者が病院に入院できなくて問題になっているのに、アメリカでは批判はあるにせよ、高齢者のベッドが若者に譲られています。日本ならば「命を選別するのか！」という声が予想されるので、あり得ないことです。アメリカならではの話です。

III　アドバンス・ケア・プランニング（ACP＝人生会議）に潜む危険性——Ⓡ

新型コロナにかかったときに、尊厳ある死を迎えるために

２０２１年（令和3年）は新年早々、各地で新たな感染者が急増し、過去最高を記録しています。さて、新型コロナウイルス感染症については、この1年でいろいろなことがわかってきました。感染すると重度の肺炎、脳梗塞、多臓器不全等を起こすことがあり、致死率は全体で１・２％です。肺炎が重症化し人工呼吸器が必要な状態になると、致死率はさらに高くなります。高齢になるほど致死率は増し、厚生労働省の医療者向け「新型コロナウイルス感染症診療の手引き最新版」（２０２０年12月）によると、死者のほとんどは60歳以上で、その約半数が80歳以上（致死率12％）です。特に持病（基礎疾患）を持つ高齢者の致死率は、持たない人の約2倍になります。

このコロナ禍において、私たちはいつ、どこで感染してもおかしくない状況にあります。しかも、がんや老衰と違い、コロナ感染症の死は突然やってきます。著名な芸能人がこのウイルスに感染し、発症後数日で亡くなりました。高齢者の場合、発症後数日で重篤になり、意識が

なくなる人が少なくないのです。

そのため普段から、もし新型コロナに感染して命の危機にさらされたとき、自分はどのような医療を望むのかを家族と話し合い、書き残しておく必要があります。「もう年だから、持病があるから」等の理由で、人工呼吸器や人工栄養（点滴や経管栄養）等を希望しない場合、それは尊重されるべきです。

治療からの撤退についても、事前に家族と話し合いましょう

一方、本人が人工呼吸器装着を望んでいて、回復が期待でき、医療崩壊がない場合は、本人の望みは叶えられるべきです。高齢者の致死率は非高齢者に比べ高いのですが、80歳以上の高齢者で人工呼吸器を装着した人のなかには、人工呼吸器を外せるほどに軽快した人もいます。しかし、人工呼吸器装着を望むときは、装着しても回復が望めなくなった場合、人工呼吸器を外すかどうかについて前もって家族と話し合い、その結果を文書に残しておく必要があります。本人の意思が不明な場合、延命が続けられてしまう可能性があり、また残された家族も人工呼吸器を外すかどうか、つらい選択をせざるを得なくなるからです。

新型コロナ肺炎でも、それ以外の病気でも、治療のために人工呼吸器が必要になる可能性があります。「高齢だから大きな苦痛を伴う人工呼吸器は付けたくない」等の希望があれば、そ

れは尊重されるべきです。しかし実際に人工呼吸器が必要になるような緊急時には、自分の希望を医師に伝えることは困難です。そのため、そうなったときに自分はどうしてほしいかを、前もって家族や医療者と話し合い、書き残すことが大切です。

自分の希望を医療者に伝える方法として、リビング・ウィルやアドバンス・ケア・プランニング（ACP＝人生会議）があります。コロナをきっかけとして、人生最後の医療についてより真剣に考えなくてはならなくなりました。医療者まかせ、家族まかせでなく、自分で決めることが大切です。

リビング・ウィルとは？

66・200ページに「リビング・ウィル」について書きましたが、リビング・ウィルとは、まだ判断能力が十分あるうちに、命の危険が迫った場合に自分がしてほしい医療、あるいは、してほしくない医療について記しておく文書のことです。若いとき、元気なときから書くことができます。

例えば、血液透析、人工呼吸器、経管栄養、中心静脈栄養などについてです。リビング・ウィルには自分で自由に書くものと、「尊厳死宣言公正証書」や「日本尊厳死協会リビング・ウィル（終末期医療における事前指示書）」など書式が決まっている有料のものがあります。ただし、法的効力がないため、尊重されないことがあります。

リビング・ウィルがないために、鼻チューブで延命された例

アルツハイマー病末期の86歳女性。脳出血の後遺症で右の手足が麻痺し、言葉も出ません。毎回1時間手伝われても、食べる量はわずかです。唯一の身内である弟さんは、本人の意向は聞いていませんが「もう十分がんばったので、これ以上は見るに忍びない。意思の疎通もできなくなったので、点滴や管からの栄養は望まない」と担当医に言いました。

しかし、まず中心静脈栄養が行われ、その後鼻チューブから栄養が行われました。患者さんは目に涙を浮かべていました。肺炎を繰り返し、3年後に亡くなりました。

もしこの患者さんがこのような最期を望まないのならば、リビング・ウィルを残しておくべきでした。しかし、リビング・ウィルを作らず、弟さんにも何も伝えていなかったため、3年間も延命されてしまったのです。

アドバンス・ケア・プランニング（ACP＝人生会議）とは？

終末期の医療の要望書であるリビング・ウィルに対して、厚生労働省は終末期医療に本人の意思を反映させるために「人生の最終段階における医療・ケアの決定プロセスに関するガイドライン」でアドバンス・ケア・プランニング（Advance Care planning ＝人生会議　以下、ACP）を推奨しています。これは「もしものときのために、あなたが望む医療やケアについて前もって考え、繰り返し話し合い、共有する取組」のことで、「命の危険が迫った状態になると、約70％の方が、医療やケアなどを自分で決めたり、望みを人に伝えたりすることができなくなると言われています。自らが希望する医療やケアを受けるために、大切にしていることや望んでいること、どこでどのような医療やケアを望むかを、自分自身で前もって考え、周囲の信頼する人たちと話し合い、共有することが重要です」と説明しています。

リビング・ウィルは自分が書くため主体性は自分にありますが、ACPは医療・ケアチーム（担当医師、看護師、それ以外の医療・介護従事者）に主体性があり、医療・ケアチームが主導して本人・家族等と話し合いをします。そのため、思うようにいかないことも出てきます。

厚労省ACPに潜む落とし穴

終末期の医療を考えるとき、まず医療を正しく理解することが大切です。医療・ケアチームは医療と介護の専門家ですから、本人・家族等は医療・ケアチームとじっくり話し合いをすることで、有益な情報を得ることができます。

そのため、ACPを行い自分が望む最期を迎えることが理想ですが、同ガイドラインに従いACPを行うと、自分の意思が終末期医療に反映されない危険性があります。ACPを勧めている日本老年医学会のACP事例集にも、本人の意思が尊重されなかった事例がACPの成功例として掲載されています。

厚労省の勧めるACPではなぜ本人の意思が尊重されないのか。その理由を同学会の事例も用いて説明します。ガイドラインの傍線は筆者が引きました。

①医学的理由で延命される危険性

【事例1】 ※要約

腎不全末期の男性。86歳時に医師から「将来的に透析をすることを考えていきましょうか」と言われ、本人は「透析だけは……勘弁してください……」と言った。看護師の説得にも「……透析だけは勘弁してください……」と繰り返した。家族も「透析をしたくないという本人の気持ちを尊重したい」と医療スタッフに伝えた。本人の意思は固く、

「入院までして長生きせんでもええ」と。しかし、医療・ケアチームは、本人の意思を尊重するとはすぐに言わなかった。そして、1年3カ月後にやっと透析しなくてもよいことを本人と家族に伝えた。本人はホッとした様子で笑顔を浮かべ、何度も頷いた。その1年9カ月後に施設で眠るように亡くなった。

ガイドラインには、「人生の最終段階における医療・ケアについて、医療・ケア行為の開始・不開始、医療・ケア内容の変更、医療・ケア行為の中止等は、医療・ケアチームによって、医学的妥当性と適切性を基に慎重に判断すべきである」とあります。

このガイドラインに従うと、本人が血液透析や人工呼吸器や経管栄養を拒絶しても、医療・ケアチームが必要と判断すれば、これらの措置が行われる可能性があります。この例も、本人と家族は透析を断ったにもかかわらず、医療・ケアチームは1年3カ月もの間、透析するかもしれないという不安に本人を陥らせていました。

医学的妥当性と適切性よりも、本人の意思が尊重されるべきではないでしょうか。

②家族の意向に左右される危険性

【事例2】※要約

80歳から血液透析をしている女性。85歳時に誤嚥性肺炎で入院し、飲み込みが悪いため、鼻チューブから栄養が始まった。その後、急激に認知機能が悪くなった。看護師が「透析ですよ」と声をかけると首を横に振り、「行きたくないですか」と聞くと頷き、透析を嫌がった。ACPが行われたが、医療・ケアチームは透析を拒否していないと判断し、透析を続けた。またその女性の娘も、「今の状態は、母が望んでいた生き方ではないと思います。でも私は、今の状況でも母には生きていてほしいんです」と強く望んだ。娘と医療・ケアチームは透析をやめたいという本人の願いを知っていたにもかかわらず、透析の針を抜かないように本人を拘束し、透析を続けた。そして3カ月後に亡くなった。

ガイドラインでは、本人の意思の確認ができる場合、「本人と医療・ケアチームとの合意形成に向けた十分な話し合いを踏まえた本人による意思決定を基本とし、多専門職種から構成される医療・ケアチームとして方針の決定を行う」とあります。

つまりこの例のように、本人の意思が確認できる場合でも、方針を決定するのは医療・ケアチームであるということです。

そして残念なことに、わが国では医療・ケアチームは、患者よりも家族の意向に強く左右されます。それは、家族の希望する医療を行わないと、訴えられる可能性があるからです。

③ACPの結果が埋もれる危険性

【事例3】 ※要約

パーキンソン病の男性。81歳のときにACPが行われ、本人は「胃ろうとか人工呼吸器とか、いろいろなものにつながれて生きるのは嫌です」と伝えた。医療・ケアチームは本人の希望に同意し、外来担当医も「他の先生にもわかるように、今日お話しいただいたことはカルテに書いておきますね」と言った。1年3カ月後に骨折して同病院に入院。肺炎を起こして病状が急に悪化したが家族に連絡がつかず、当直医は人工呼吸器を付けた。それに対して妻は「主人はそんなことは望んでいない」と訴え、5日後に人工呼吸器が外された。その2日後に亡くなった。

ガイドラインには、「このプロセスにおいて話し合った内容は、その都度、文書にまとめておくものとする」とあります。この例も話し合った内容をカルテにまとめていましたが、実際には同じ病院内でもそれは夜間の当直医に伝わりませんでした。せっかく行ったACPが生かされなかったのです。

ACPで話し合った内容は、医療・ケアの場が移行しても引き継がれなければなりません。そのため文書は、⑴存在の有無と保管場所が瞬時にわかるもの、⑵内容が瞬時にわかるもの、⑶次の療養先に伝わるものでなければなりません。

また、文書は医療・ケアチームが作成します。そのため、内容に間違いがないことを本人または家族等が承認するサイン欄が必要です。さらに、本人のリビング・ウイルがあれば、文書の中に入れるべきです。

④医療・ケアチームが倫理的とは限らない危険性

医療・ケアチームは倫理的で中立を保つことがACPの前提です。しかし、医療機関は常に経営も考えなくてはならず、チーム員が医療機関の職員であれば出す結論が医療機関寄りになる可能性があります。経営のために延命を行うことも残念ながらあり得るのです。

⑤医療・ケアチーム、専門家の意見に負けてしまう危険性

ガイドラインでは、「本人と医療・ケアチームとの話し合いの中で、妥当で適切な医療・ケアの内容についての合意が得られない場合等」については、「複数の専門家からなる話し合いの場」を別途設置し、「医療・ケアチーム以外の者を加えて、方針等についての検討及び助言を行うことが必要である」とあります。

本人と医療・ケアチームとの間で合意が得られない場合、本人は医療・ケアチームに加え複数の専門家に1人で対峙しなくてはなりません。よっぽど強い意志がなければ、それらの人たちの意見に流されてしまいます。

リビング・ウィルを書いてからACPに臨む

厚労省が勧めるACPは医療・ケアチームが主導権を持つため、終末期医療に本人の意思が反映されない危険性があります。そのため、ある程度の年齢になったら、終末期の医療について家族で話し合い、あらかじめリビング・ウィルを書くことを勧めます。そしてACPが行われるときにリビング・ウィルを医療・ケアチームに提示してください。そうすれば自分の意思がよりはっきり医療・ケアチームに伝わります。自分が望む最期を迎えるためには、まずリビング・ウィルを書きましょう。

おわりに――Ⓚ

本書を上梓してから5年、多くの読者から賛同の意見をいただきました。しかし、慢性期の病院では相変わらず体にたくさんのチューブをつけた、いわゆる「寝たきり老人」がいます。5年前となんら変わりません。悲しい現実です。そんななか、中央公論新社から増補版を出してはとの話がありました。本書をあらためて世に問うべきと、二人でこの5年間の高齢者終末期医療の変化を中心に加筆しました。

終末期医療をめぐる流れ

厚生労働省は、2007年に「終末期医療の決定プロセスに関するガイドライン」を作成し、医療行為の開始・不開始、医療内容の変更、医療行為の中止等の終末期医療及びケアの方針の決定手続きを公表しました。翌年4月には後期高齢者に限り、患者と家族と医師が終末期の治療方針を話し合い、書面にした場合に診療報酬が支払われることになり、事前指示書の一層の普及が期待されました。しかし、制度開始からわずか3カ月で凍結され、今に至っています。

2015年にはこのガイドラインを「人生の最終段階の決定プロセスに関するガイドライン」に名称変更、2018年には病院における延命治療への対応だけでなく、在宅医療・介護の現場でも活用できるように、名称を「人生の最終段階における医療・ケアの決定プロセスに関するガイドライン」に変更しました。あわせて、医療・ケアの方針やどのような生き方を望むかを日頃から繰り返し話し合うこと（アドバンス・ケア・プランニング〔ACP〕の取り組み）の重要性を明記しました。政府はACPの愛称を〝人生会議〟とし、11月30日を〝人生会議の日〟として国民に広く周知しようとしています。一部、問題があることは第7章で記載しましたが、流れとしては本書の主題である「人としての尊厳を持ったまま死に臨む。そして人生最後の医療は自分で決める」方向に向かっています。

医学会でも尊厳死をめぐる動きがあります。2007年には日本救急医学会が救急医療における終末期医療に関する提言（ガイドライン）を発表し、一定の条件さえ整えば、人工栄養や人工呼吸器などの延命措置を中止できるよう主張しました。2012年には日本老年医学会が「高齢者の終末期の医療およびケア」に関する立場表明を発表しました。これは高齢者の終末期には胃ろうを含む人工栄養の差し控えや撤退も可能とした画期的な内容で、全国紙にも大きく取り上げられました。その翌年には、日本透析医学会が人工透析（血液透析）の必要な患者が、回復の見込みがない終末期を迎えた場合、本人や家族が透析を望まなければ中止も選択肢とすべきと声明を出し、２０１４年には「維持血液透析療法の開始と見合わせに関する意思決定プロセスについての提言」を公表しました。また、同じ年に救急医療に携わる３つの学会が「救急・集中治療における終末期医療に関するガイドライン――３学会からの提言」を発表し、患者の病状を考慮し、いったん行った延命措置の中止を可能にしました。２０１７年には日本臨床救急医学会が「人生の最終段階にある傷病者の意思に沿った救急現場での心肺蘇生等のあり方に関する提言」を発表し、はじめから心肺蘇生を望まない救急搬送者への対応方針をまとめました。

国会においても、超党派グループが２０１２年から準備を進めている尊厳死法案（終末期の医療における患者の意思の尊重に関する法律案）があります。15歳以上の患者が終末期に延命措置を希望しないことを書面で残していれば、それに従って終末期に延命措置をしない、あるいは中止しても、医療者は法的責任を問われないとする内容です。患者の意思に沿った終末期医療を実践しても罰せられないという極めて消極的で、かつ、終末期の定義の問題もあり、逆に尊厳死ができない法案になっています。結局、いまだ国会に提出されていません（２０２０年12月15日現在）。それなら終末期の医療についての希望を表明したリビング・ウィルや事前指示書を法律で認めれば、尊厳死法案など不要と思うのですが、なかなかうまくいかないようです。

そのためでしょうか、国はACPを広めようとしています。しかしACPは、リビング・ウィルや事前指示書が法的に認められ、日本で言うところの尊厳死が当たり前のアメリカからの輸入品です。日本で普及させるには、多くの問題があることを本書で述べました。

報道機関においても、ここ数年は、高齢者の終末期医療に関する報道が多く見られるようになりました。それらに共通するのは、〝本人は延命措置を望んでいるのか?〟という問いです。十数年前には自然な看取りをしている医師を殺人鬼のように報道したある全国紙でさえ、今は自然な看取りを肯定する論調です。隔世の感があります。

最近は安楽死に関しても注目されるようになりました。橋田壽賀子さんが2018年に出版した『安楽死で死なせて下さい』(文春新書)の影響が大きいと思います。しかし、2020年の京都ALS患者安楽死事件では二人の医師が嘱託殺人容疑で逮捕され、違った意味で〝安楽死〟が世間の注目を浴びてしまいました。これから裁判の過程で真相が明らかにされると思いますが、この事件が安楽死に対する負のイメージとして作用し、日本における安楽死の議論が萎縮してしまうのでは、と危惧しています。

素晴らしい日本の国民皆保険制度

私たちは6カ国の高齢者医療の現状を見たことで、日本における高齢者の緩和医療の必要性と終末期の延命問題に気づきました。しかし、それ以外の面では、日本の医療のよさを再認識したことも事実です。どの国の医療制度にも善い面と悪い面があります。米国では保険の未加入者が多く、高額な医療費のために自己破産する人もいます。そのため、2014年から医療保健制度改革法（通称オバマケア）が動き始めましたが、状況はむしろ悪化したとさえ言われています。特に今回のコロナ禍では、アメリカの医療制度の問題があらためて浮き彫りにされました。

また、私たちが見学した国では、体調を崩しても医師の診察を受けるまでに時間がかかります。スウェーデンは7日以内に地域の家庭医の診察を受けられること、地域の家庭医が必要と認めれば90日以内に専門医の診察を受けられることを保証しなければならないほどです。

日本では特別なことを希望しない限り、医療機関を自由に選べ、専門的診察もすぐに受けられます。そのうえ、安い医療費で高度の医療が受けられるのです。これは、日本の医療制度が国民皆保険で、非営利、公平、平等を基本理念としているためです。世界屈指の長寿国になったのも、この制度のおかげです。世界に誇る国民皆保険制度を破綻させないためにも、高齢者の終末期医療のあり方について、私たちは議論する必要があります。

平和な日本だからこそ

日本人男性の平均寿命は2019年には81歳を超え、女性も87歳を超えています。世界有数の長寿国です。男女とも平均寿命が始めて50歳を超えたのは、終戦から2年後の1947年でした。それから72年で寿命は1・6倍になりました。これは医療の進歩だけでなく、食生活の向上、公衆衛生環境の改善などによりますが、我々が平和な日本に住んでいるからだということを忘れてはなりません。

2013年の国民性調査では、国民の83%が「もう一度生まれ変わるとしたら、日本に」と思っています。せっかくよい国に生きているのですから、最後までよく生きたいものです。そのためには、自分はどのような最期を迎えたいかを、今こそ真剣に考えるときです。

謝辞

最後に、カルフォルニア・オレンジ郡の高齢者コミュニティー訪問にご協力いただいた現地在住の猪熊ご夫妻、アメリカのコロナ禍の高齢者介護施設と医療について話を聞かせていただいた医療・介護コンサルタントでデトロイト郊外在住の森永知美さん、スウェーデンの医療現場の話を聞かせていただいたウプサラ大学病院で認知症専門看護師として勤務している長谷川佑子さんに、そして、私たちのブログ「今こそ考えよう、高齢者の終末期医療」を読売新聞の医療サイト〝yomiDr.／ヨミドクター〟に掲載する機会を与えていただきました読売新聞社の藤田勝氏と神宮聖氏、また、本書出版にご尽力いただいたオフィス朔（編集協力）の吉田香氏、松本紀子氏、中央公論新社の堀間善憲氏に深謝いたします。

参考文献

『高齢者医療の倫理　―高齢者にどこまで医療が必要か―』橋本肇／中央法規出版／２０００年８月
『延命医療と臨床現場　―人工呼吸器と胃ろうの医療倫理学―』会田薫子／東京大学出版／２０１１年７月
『「平穏死」のすすめ　―口から食べられなくなったらどうしますか―』石飛幸三／講談社／２０１０年２月
『こうして死ねたら悔いはない』石飛幸三／幻冬舎ルネッサンス／２０１３年２月
『「平穏死」という選択』石飛幸三／幻冬舎ルネッサンス／２０１２年９月
『大往生したけりゃ医療とかかわるな　―「自然死」のすすめ―』中村仁一／幻冬舎新書／２０１２年１月
『「平穏死」10の条件　―胃ろう、抗がん剤、延命治療いつやめますか?―』長尾和宏／ブックマン社／２０１２年７月
『家庭のような病院を　―人生の最終章をあったかい空間で―』佐藤伸彦／文藝春秋／２００８年４月
『定本　ホスピス・緩和ケア』柏木哲夫／青海社／２００６年６月
『スーパーモデル・スウェーデン　―変容を続ける福祉国家―』渡邉芳樹／法研／２０１３年５月
『日本の医療　―制度と政策―』島崎謙治／東京大学出版会／２０１１年４月
『死とどう向き合うか』アルフォンス・デーケン／ＮＨＫ出版／２０１１年９月
『米国ホスピスのすべて　―訪問ケアの新しいアプローチ―』黒田輝政、服部洋一／ミネルヴァ書房／２００３

年3月
『自分で決める人生の終い方　―最期の医療と制度の活用―』樋口恵子（編）／ミネルバ書房／2014年6月
『大介護時代を生きる　―長生きを心から喜べる社会へ―』樋口恵子／中央法規／2012年12月
『安らかな死を支える』柏木哲夫／いのちのことば社／2008年7月
『家で看取るということ　―末期がん患者をケアする在宅ホスピスの真実―』川越厚、川越博美／講談社／2005年7月
『人が生き、死ぬということ　―19歳の君へ―』日野原重明（編）／春秋社／2008年8月
『終末期医療とリビング・ウィル　―安らかな最後を迎えるために―』大野竜三／特定非営利活動法人ミーネット／2006年9月
『それでもわが家から逝きたい　―在宅介護の現場より―』沖藤典子／岩波書店／2012年12月
『沈みゆく大国　アメリカ』堤未果／集英社新書／2014年11月
『安楽死で死なせて下さい』橋田壽賀子／文春新書／2017年8月
『大往生したけりゃ医療とかかわるな「介護編」2025年問題の解決をめざして』中村仁一／幻冬舎新書／2017年3月
『認知症を堂々と生きる　―終末期医療・介護の現場から―』宮本礼子、武田純子／中央公論新社／2018年5月

訪問施設のホームページ（判明した施設のみ）

●オーストラリア、メルボルン
バンクシア緩和医療サービスセンター／Banksia Palliative Care Service

http://www.banksiapalliative.com.au/
カリタス・クリスティ・ホスピス病院/Caritas Christi Hospice
https://www.svhm.org.au/patients/Pages/CaritasChristiHospice.aspx
ナーシングホーム「アッシー・イタリアン・コミュニティセンター」/Assisi Italian Aged Care Centre
http://assisicentre.com.au/
ナーシングホーム「バッセイ・ハウス」/Vasey House
https://www.agedcareguide.com.au/facility_details.asp?facilityid=15609

●オーストリア、ウィーン
ナーシングホーム「ペンショニステン・ホーンハウス」/Wiener Pensionisten Wohnhäusern
http://www.kwp.at/startseite.aspx
ナーシングホーム「聖カタリナホーム」/Haus St. Katharina
http://www.seniorenheim.at/pflegeheime/start7/heime_detail.asp?heim=Haus+St%2E+Katharina%2C+Barmherzige+Schwestern+Pflege+GmbH&ID=1117&stadt=Wien
ウィーンの森老年病センター/Geriatriezentrum Am Wienerwald
http://www.wienkav.at/kav/gzw/

●オランダ、アムステルダム
認知症専門ナーシングホーム「アムスタ」(Amsta) http://www.amsta.nl/nl/1646-home.html

●アメリカ、オレンジ郡
高齢者住宅「ラス・パルマス」/Las Palmas
http://www.vintagesenior.com/las-palmas/

高齢者住宅「レガシー」/The Vintage Senior Living at The Regency
http://www.seniorhomes.com/f/ca/vintage-at-the-regency-laguna-woods/
高齢者介護施設「アトリア・デル・ソル」/Atria Del Sol
http://www.atriaseniorliving.com/
認知症専門介護施設「シルベラド」/Silverado
http://www.silveradocare.com/silverado—locations/california/tustin/tustin/
高齢者コミュニティ「カスタ・デル・ソル」/Casta del Sol
http://www.castadelsol.com/custom_page.php?page_id=1

ガイドライン

オーストラリア「高齢者介護施設における緩和医療ガイドライン」/Guidelines for a palliative approach in residential aged care.
https://www.nhmrc.gov.au/guidelines-publications/ac15

POLST

アメリカ、ポートランド、ＰＯＬＳＴ
http://www.or.polst.org/
日本臨床倫理学会「日本版ＰＯＬＳＴ」
http://www.j-ethics.jp/
日本病院協会　終末期医療の指針

http://www.ajha.or.jp/voice/pdf/071219_1.pdf
『5つの願い　―たったひとつの質問から幸せな人生が手に入る本―』ゲイ・ヘンドリックス（著）、山川紘矢・亜希子（翻訳）／ぶんか社／２００８年5月

原著論文

Gillick MR. Rethinking the Role of Tube Feeding in Patients with Advanced Dementia. N Engl J Med 2000; 342: 206–210.

Zerwekh JV. The dehydration question. Nursing 1983; 13: 47–51

Printz LA. Is withholding hydration a valid comfort measure in the terminally ill? Geriatrics 1988; 43: 84–88.

McCann RM et al. Comfort care for terminally ill patients. JAMA 1994; 272: 1263–1266.

Elliott, JR et al. Anaesthetic action of esters and ketones: evidence for an interaction with the sodium channel protein in squid axons. J Physiol 1984; 354: 407–418

Majeed NH et al. Brain and peripheral opioid peptides after changes in ingestive behavior. Neuroendocrinology 1986; 42: 267–272.

Takahashi H et al. Influences of water deprivation and fasting on hypothalamic, pituitary and plasma opioid peptides and prolactin in rats. Physiology & Behavior 1986; 37: 603–608.

Murphy LM et al. Percutaneous endoscopic gastrostomy does not prolong survival in patients with dementia. Arch Intern Med 2003; 163: 1351–1353.

Casarett D et al. Appropriate use of artificial nutrition and hydration — fundamental principles and recommendations. N Engl J Med 2005; 353: 2607–2612.

Li I. Feeding tubes in patients with severe dementia. Am Fam Physician 2002; 65: 1605–1610.
Finucane TE, Bynum JP. Use of tube feeding to prevent aspiration pneumonia. Lancet 1996; 348: 1421–1424.
宮本礼子　他、オーストラリアの認知症緩和医療、北海道医報、２００９、1089: 24–27.
宮本礼子　他、終末期患者の尊厳を守る取り組み―生命維持治療のための医師指示書（ＰＯＬＳＴ）―、北海道医報、２０１２、1122: 18–21.
宮本礼子、宮本顕二、認知症における経管栄養の是非を議論する時ではないか、日本認知症学会誌、２００９、23; 64–65
宮本礼子　他、カリフォルニア高齢者コミュニティ、北海道医報、２０１４、1146: 20–23.
宮本顕二、宮本礼子：延命による寝たきり老人をつくらないために　日医師会誌、146: 533, 2017.
宮本礼子、森永知美、宮本顕二：米国の終身介護退職者コミュニティー（ＣＣＲＣ）における終末期医療（連載全９回）　日本医事新報、4834号：70–71；4836号：72–73；4838号：68–69；4842号：68–69；4846号：70–71；4851号：70–71；4856号：70–71；4861号：68–69；4864号：68–69, 2017.
宮本礼子　認知症の終末期医療―我が国と欧米豪の比較―認知症ケア研究誌、3：13–23, 2019.
宮本礼子　わが国と海外の認知症終末期医療　老年精神医学雑誌、31：1400–1407, 2020.
宮本礼子、宮本顕二　ＡＣＰ推進に関する提言「事例集」の問題点　日老医誌、57：89-90, 2020.

宮本顕二（みやもと・けんじ）

1951年生まれ、北海道出身。独立行政法人労働者健康安全機構　北海道中央労災病院名誉院長。北海道大学名誉教授。日本呼吸ケア・リハビリテーション学会元理事長。内科医師。北海道大学医学部卒業。同大学大学院保健科学研究院教授、北海道中央労災病院院長を経て、2019年4月から現職。日本呼吸器学会専門医。2012年から「高齢者の終末期医療を考える会」を札幌で立ち上げ、事務局として活動している。

宮本礼子（みやもと・れいこ）

1954年生まれ、東京都出身。医療法人風のすずらん会　江別すずらん病院　認知症疾患医療センター長。内科・精神科医師。旭川医科大学医学部卒業。2006年に物忘れ外来を開設し、認知症診療に従事。精神保健指定医、日本内科学会認定内科医、日本老年精神医学会専門医・指導医、日本認知症学会専門医・指導医・評議員、認知症サポート医。2012年「高齢者の終末期医療を考える会」を札幌で立ち上げ代表となる。日本尊厳死協会北海道支部副支部長。共著書に『認知症を堂々と生きる—終末期医療・介護の現場から—』（中央公論新社）がある。

本書は、読売新聞社の医療サイト「ヨミドクター（http://yomidr.jp）」に2012年6月より8月まで連載されたブログ「今こそ考えよう　高齢者の終末期医療」をまとめ、大幅に加筆・増補したものです。サイトに掲載されたコメントについては、一部タイトルや文章を編集して引用しました。

欧米《おうべい》に寝《ね》たきり老人《ろうじん》はいない　増補版《ぞうほばん》
——コロナ時代《じだい》の高齢者終末期《こうれいしゃしゅうまつき》医療《いりょう》

2015年6月10日　初版発行
2021年2月25日　増補版 初版発行

著　者　宮《みや》 本《もと》 顕《けん》 二《じ》
　　　　宮《みや》 本《もと》 礼《れい》 子《こ》

発行者　松 田 陽 三

発行所　中央公論新社
〒100-8152　東京都千代田区大手町1-7-1
電話　販売 03-5299-1730　編集 03-5299-1740
URL　http://www.chuko.co.jp/

ＤＴＰ　今井明子
印　刷　三晃印刷
製　本　小泉製本

Published by CHUOKORON-SHINSHA, INC.
Printed in Japan　ISBN978-4-12-005401-3　C0047